好きになる

食生活の大切さを見直そう

第 3 版

栄養学

麻見直美
Naomi Omi

塚原典子
Noriko Tsukahara

JN017344

講談社サイエンティフィク

［ブックデザイン］
安田あたる

［カバー・本文イラスト］
角口美絵

第3版　まえがき

　すべての人に幸せに生きる権利があります。そのための基本は、それぞれの人が得ることのできる、その人にとっての最高レベルの‘健康’を獲得することです。多様化する価値観の中で変化し続ける個々のライフサイクルにおいて、各ステージを自分らしく、そして質の高い生活を営む第一歩は健康管理に努めることです。そして、その最も基本的基盤となるのが、‘毎日3度の食事’ではないでしょうか。

　日本では、とくに近年、「食育」の重要性に関心が寄せられ、社会的にも多くのとり組みが行われるようになっています。その背景には、昨今のわが国の食に関する情報の氾濫や、‘いつでも’‘どこでも’‘何でも’‘思うがままに’食べることができるようになった、豊かになりすぎた食環境が、かえって望ましい食生活を送ることを難しくしていることがあげられます。

　人生100年時代、一生を通じて、それぞれのライフステージにおいて、‘何を’‘どれだけ’食べるかに加え、‘いつ’‘誰と’‘どこで’‘どのように’食べるかが、きわめて大切です。そして、‘楽しく食べること’が心も身体も健康にし、より豊かに幸せに生活する秘訣ではないでしょうか。そして、健康寿命の延伸にもつながります。そのために少しでも食事、栄養、食品のことに関心を持って、正しい知識を身につけ、食に関する自己管理能力を育んでいただきたいと願っています。

　本書が日常の食生活を通しての心と身体の健康づくり・幸せづくりの一助となれば、この上ない喜びです。

　最後に本書の編纂にあたりまして、ご尽力賜りました㈱講談社サイエンティフィク　国友奈緒美氏および池上寛子氏に深く感謝の意を捧げます。

令和元年12月

著者

麻見直美

塚原典子

好きになる栄養学 第3版

contents

目次

Part1
日常の食卓

第1章　毎日、何を食べていますか？

第2章　私たちの食生活

Part2
食品のおもな成分と
そのはたらき

第3章　三大栄養素

第4章　無機質（ミネラル）

第5章　ビタミン

第14章 スポーツと栄養
～成人期②

第15章 更年期の生理と
食生活～成人期③

第16章 高齢期の生理と
食生活

Part4

健康づくりのための国の指針

「栄養学」って何でしょうか？

　栄養学で学ぶことをあげてみます。
- 栄養は、私たちの健康と深く関わっていることを理解する。
- ヒトが栄養素を摂取して利用する営みについて学ぶ。
- どんな栄養素があって、体内でどのように利用されているか、どんな役割があるのか、健康との関係はどうなのかを学ぶ。
- どんな食品に、どの栄養素が豊富に含まれているのかを知る。
- 調理方法の特性（栄養素等の有効な摂取方法など）を学ぶ。
- ヒトの一生と、その時期に応じた栄養を学ぶ。

　本書では、以上のことがらを、田畑さん一家をモデルにしながら、解説していきます。

田畑さん一家の紹介

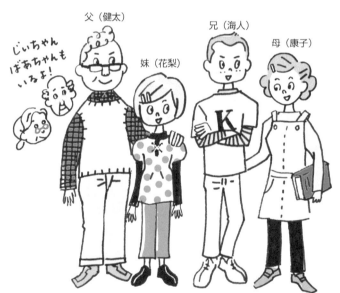

父（健太）

じいちゃん
ばあちゃんも
いるよ！

妹（花梨）

兄（海人）

母（康子）

田畑さん一家は、いつも（できるだけ）揃って食事をしています。
父：健太。メタボリックシンドロームの疑い？
母：康子。栄養士の免許を持っている。
兄：海人。高校2年生。野球部所属。
妹：花梨。中学2年生。おしゃれ大好き。

Part
1
日常の食卓

私たちは、毎日さまざまなモノを食べています。どんなモノを食べているのでしょうか？　何のために食べるのでしょうか？　私たちの健康に深く関わっている私たちを取りまく食環境は年々複雑になっています。Part1では、私たちの食を少し整理してみましょう。

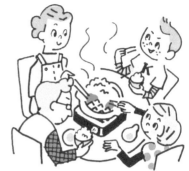

第1章

毎日、何を
食べていますか？

ある日の夕飯

健太「最近、外食が続いていたから、家で食べられるとほっとするよ」

康子「栄養もばっちりよ」

花梨「栄養ばっちり？　どうしてわかるの？」

康子「それはいろいろと考えて料理しているからよ」

花梨「たとえば？」

康子「そうねえ…」

ということで、私（康子）が、これから、家族相手に栄養のことについて教えていくことにしました。栄養のことを学ぶことは、子どもにとっても、大人にとっても、男女問わず、とても大切なことだと思います

1.1　なぜ食べることが大切なの？

（1）食べ物は命の源

　まず、なぜ食べるのかという、基本的なことからお話していきます。ヒ

トをはじめとする動物は、毎日いろいろな食べ物を食べています。

　食べなかったら、お腹がすいて、しだいに弱って、死んでしまいます。それは、生命活動に使われるエネルギー、あるいは体を構成している物質が、食べ物に含まれている成分を材料にしてつくられているからです。

　私たちヒトは、植物や他の動物が作った複雑な物質（成分）を食べ物として摂取し、消化により徐々に小さな物質に変え、吸収し、ヒトが必要とする物質につくり変え、利用しています。また、体内で起こるさまざまな反応を円滑に進めるために必要な物質も、食べ物から摂取しています。そのため、ヒトは食べ物の摂取なしには生きていけないのです。

　たとえば、車はガソリンがないと走れません。同じようにヒトも食べ物がないと生きられないのです。

(2) 栄養素とは

　この、生体が生きていくために必要な食品中の成分で、体内で消化吸収、代謝されて利用される成分を栄養素といい、それをヒトが利用する営みを栄養といいます。栄養素には炭水化物（糖質）、脂質、たんぱく質、無機質（ミネラル）、ビタミンがあり、一般にこれらを五大栄養素と呼んでいます（p.38）。このほか、食物繊維も、そのさまざまな生理機能が明らかとなり注目されています。また、水も栄養素同様に生体にとって重要です。さらに、私たちの健康に寄与していると考えられるさまざまな微量の食品成分（ポリフェノールなど）にも関心が寄せられています。私たちヒトは、食べ物や水の摂取なしには生きられないのです。

COLUMN　You are what you eat !

　ヒトの体の構成成分と食事の成分を、それぞれ炭水化物（糖質）、脂質、たんぱく質、無機質（ミネラル）、ビタミンに分類すると、構成割合こそ異なりますが、同じ成分から成り立っていることがわかります（図）。

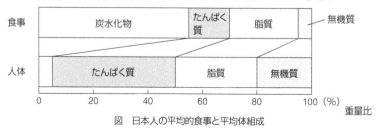

図　日本人の平均的食事と平均体組成

花梨 「お母さん、食べなければ生きていけないってことは何となくわかるけど、
　　 1 日 3 回食べなくてもいいと思うし、とりあえず何かを食べてお腹が一杯
　　 になればいいんじゃないのかな。別にご飯とふりかけだけでもいいんだよ
　　 ね」

康子 「それじゃあ、栄養が偏って、健康によくないのよ。こうやって、食卓に
　　 料理を並べるのも、いろいろと健康やおいしさを考えて工夫しているの。
　　 別にお母さんの趣味でやっているわけではないのよ。ご飯、お味噌汁、お肉、
　　 サラダ、それぞれが役割を持っているのよ」

1.2　日頃食べているもの

　私たちの日々の食卓には、さまざまな料理が並んでいます（図1.1）。ま
た、近年では、食卓を囲む 1 日 3 回の食事や間食以外にも、さまざまなシ
ーンで多様な食品を口にする機会も増えています。私たちが日常的に口に
している食品にはどのようなものがあるのでしょうか。

　食卓には、「**主食、主菜、副菜**」が並びます。食後のデザートや、おや
つなどの間食などには、**牛乳・乳製品**や**果物**が並びます。

　大人になってからの食生活では、身体的に 3 回の食事で必要かつ十分な
栄養素等を摂取することができるので、現代人の一般的な生活リズムから
も、1 日 3 回の食事が定着しています。3 回の食事以外に口に入るものを
含めて、私たちは、さまざまな飲食物を摂ることによって、多種類の栄養
素や食品成分などを体に取り入れています。それらほとんどのものが、主
食、主菜、副菜、牛乳・乳製品、果物に分類することができます。このほ
かに菓子類、嗜好品といった食の楽しさを増してくれる食品もあります。
さらに、近年では、さまざまな食品成分の研究が進み、それらの成分を多
く含んだ、健康の維持増進に役立つと考えられる多種多様な機能性食品が
巷にあふれるようになりました。

（1）主食

　主食は、毎回の食事に欠かせないご飯やパンなどのことです。通常、1
回の食事の中で最も多く量を食べます。ご飯やパンのほかには、そば・う
どん・パスタなどの麺類や、シリアル、餅などの食品が主食としてよく用

図1.1　食卓に並ぶ料理（食品）例

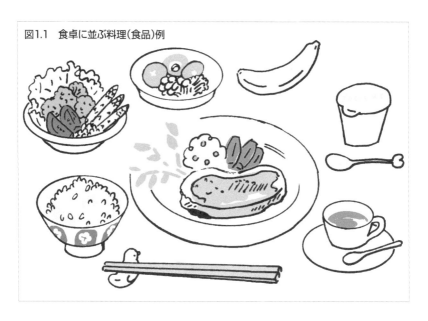

いられます。「食材」としては米、小麦、大麦などの穀類が主となります。

　日本では、ご飯が主食として最も好まれています。ご飯は、ほかの食品と比べて和風、洋風、中華風など多種類のおかずとよく合い、おいしく食べることができるという特徴があります。

　主食となる食品に共通して多く含まれている栄養素は、炭水化物（糖質）です。

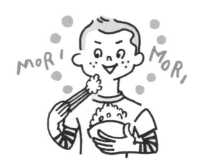

(2) 主菜

　主菜は主となるおかずのことです。肉類、魚介類、卵類、大豆・大豆製品が用いられます。これらに共通して多く含まれる栄養素はたんぱく質です。たんぱく質を含む食品はほかにも数多くありますが、おもに主菜に用いられる食材には、特に良質のたんぱく質が多く含まれています。

● 主菜に用いられるおもな食材

　肉類では、牛肉、豚肉、鶏肉、鴨肉や羊などが食べられています。肉類はその種類や部位（ロース、フィレなど）によって、脂の含量が大きく異なります。無機質やビタミンの含量にもそれぞれ特徴があります。

　魚介類には魚、魚卵、海老・蟹などの甲殻類、貝類などがあります。魚は鮪などの赤身の魚、鯛・鮃などの白身魚、鰯・秋刀魚などの青皮の魚など種類がたくさんあり、脂質や無機質、ビタミンの含量はそれぞれ異なります。

　卵類は、鶏卵が最も多く食べられますが、うずらの卵やアヒルの卵などもあります。

　大豆・大豆製品としては、豆腐や納豆、厚揚げ、がんもどき、高野豆腐など、身近な食品が数多くあります。

花梨「主菜っていうから、野菜かと思ったら、おかずのことなのね」

康子「副菜もあるのよ。主菜がメインのおかずで、副菜はサブのおかずのこと。
　　　そして、この「主菜」「副菜」をあわせて「副食」ともいうのよ」

花梨「聞きなれない言葉が多いなあ」

(3) 副菜

　副菜は、付け合わせのおかずや少し小さな器に盛られるおかずのことです。野菜類、きのこ類、海草類、いも類などがそのおもな食材として使われます。副菜となる料理に利用される食材の種類は非常に多く、それぞれ、含まれる無機質（ミネラル）、ビタミンなどの成分が異なります。無機質・ビタミンともに種類が多いので、副菜として多くの種類の食材を利用した料理を食べることが大切です。

●**副菜に用いられるおもな食材**

野菜類は、カロテン（p.78）を多く含む緑黄色野菜と、それ以外の淡色野菜に分類されます。

緑黄色野菜には、緑色や赤・橙の濃いほうれんそう・こまつな・ブロッコリー・ピーマン・にんじん・かぼちゃ・トマトなどがあります。淡色野菜は、キャベツ・きゅうり・だいこん・はくさいなどです。食用にする部分によって、花菜類（ブロッコリーなど）・果菜類（トマト、きゅうり、なす、かぼちゃなど）・茎菜類（アスパラガス、れんこん、たけのこなど）・葉菜類（キャベツ、はくさい、こまつななど）・根菜類（だいこん、にんじん、ごぼうなど）に分けることもできます。それぞれに多く含む無機質（ミネラル）やビタミンの種類が異なります。

ハウス栽培などにより、一年中食べることができる野菜が多くなりましたが、それぞれ旬があり季節感を楽しむことができます。

きのこ類の代表はしいたけですが、しめじ、まいたけ、エリンギなど、現在は多種類が市場に出回っています。

海草類として身近なものは、わかめ・昆布・のりなどです。

いも類では、じゃがいも、さつまいも、さといも、ながいもなどが日本では多く食べられています。いも類は、日本では副菜の食材としてよく利用されますが、炭水化物を多く含みます。じゃがいもはドイツでは古くから主食としても食べられています。

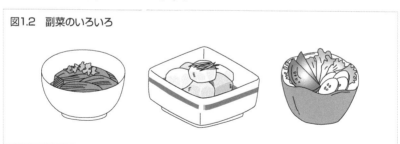

図1.2　副菜のいろいろ

花梨「花菜類も果菜類もどちらも "かさいるい" っていうのね。わかりにくい」

康子「漢字で書くとわかりやすいのよ」

花梨「ブロッコリーが花のつぼみだなんて知らなかった」

康子「カリフラワーも、花のつぼみよ」

緑黄色野菜

緑黄色野菜とは、カロテン*の重要な給源となる野菜のことです。

表　緑黄色野菜一覧

あさつき	しそ（葉・実）	なずな	ひのな
あしたば	じゅうろくささげ	（なばな類）	ひろしまな
アスパラガス	しゅんぎく	和種なばな	ふだんそう
いんげんまめ（さやいんげん）	すぐきな	洋種なばな	ブロッコリー
エンダイブ	せり	（にら類）	ほうれんそう
（えんどう類）	タアサイ	にら	みずかけな
トウミョウ	（だいこん類）	花にら	（みつば類）
さやえんどう	かいわれだいこん	（にんじん類）	切りみつば
おおさかしろな	葉だいこん	葉にんじん	根みつば
おかひじき	だいこん（葉）	にんじん	糸みつば
オクラ	（たいさい類）	きんとき	めキャベツ
かぶ（葉）	つまみな	ミニキャロット	めたで
（かぼちゃ類）	たいさい	茎にんにく	モロヘイヤ
日本かぼちゃ	たかな	（ねぎ類）	ようさい
西洋かぼちゃ	たらのめ	葉ねぎ	よめな
からしな	チンゲンサイ	こねぎ	よもぎ
ぎょうじゃにんにく	つくし	のざわな	リーキ
きょうな	つるな	のびる	（レタス類）
キンサイ	つるむらさき	パクチョイ	サラダな
クレソン	とうがらし（葉、実）	バジル	リーフレタス
ケール	（トマト類）	パセリ	サニーレタス
こごみ	トマト	（ピーマン類）	ロケットサラダ
こまつな	ミニトマト	青ピーマン	わけぎ
さんとうさい	とんぶり	赤ピーマン	
ししとうがらし	ながさきはくさい	トマピー	

注）食品群別順。従来「緑黄色野菜」として分類されているものに、「五訂成分表」において可食部100g
当たりカロテン含量600μg以上のものを追加したもの。なお、食品名は五訂成分表に統一した。
（出典：「五訂日本食品標準成分表」の取扱いの留意点について。（平成13年6月28日　健習発第73号））
＊カロテンはビタミンA前駆体。p.78参照。

（4）牛乳・乳製品

　牛乳は牛のミルク。乳製品は、おもに牛乳が主原料となるヨーグルトや
チーズ、アイスクリーム、スキムミルクなどです。チーズは最近では、羊
や山羊、水牛などのミルクを使ったものも、日本でも広く食べられるよう
になりました。とくに多く含まれる栄養素はカルシウムです。

（5）果物

　果物は、現代において最も季節感のある食品といえるでしょう。身近な
果物には、みかん・りんご・もも・すいか・ぶどう・なし・かき・バナナ

などが挙げられます。種類が豊富です。近年では輸入によってさらに多くの種類を手にすることができるようになりました。水分やビタミン類を多く含み、なかでもビタミンCを多く含みます。

（6）その他の食品

　主食、主菜、副菜、牛乳・乳製品、果物以外に、私たちの食生活には多くの種類の菓子類や嗜好品（コーヒー、紅茶、緑茶、炭酸飲料、酒類など）が登場します。これらは、食生活を豊かにしてくれるものですが、摂り過ぎによる健康への弊害に対する注意が必要です。

動物性食品・植物性食品

　「動物性食品」とは、動物（海の生き物を含む）が起源となっている食品。「植物性食品」とは、土地に育てられた食品です。
　イメージとして理解するなら、動物性食品はもともとをたどると、動く生き物に行きあたります。
　（例）　ヨーグルト→　牛乳→　牛（牛は動く）
　（例）　パン→　小麦（小麦は動かない）
　それぞれ、動物性食品と植物性食品では多く含む栄養素が異なるので、日常生活では両者を組み合わせて食べるとよいでしょう。

1.3　好きなものばかり食べてもいいの？

花梨「ふだんの食事を、分析してみると、いろいろと分類できるのね。でも、分類は分類で、別に何をどれだけ食べればいいって、決まりはないんでしょ」

康子「決まりはないけど、こうしたら健康的だという望ましい食べ方はあるのよ」

花梨「そういうのを考えるのは、とっても大変そうね……」

康子「そうでもないわよ」

主食、主菜、副菜を
揃えることがポイント

（1）献立の組み立て方　step1 ◉ 主食・主菜・副菜を揃えよう

　栄養素のバランスを考えた、おいしい食事にしたいですね。栄養素のバランスが整った献立を比較的簡単につくる方法は、献立に「主食、主菜、副菜」を揃えることです。また、朝、昼、夕の 3 回の食事それぞれに「主食、主菜、副菜」が揃うことが大切です（図 1.3 ①）。

　まず、主食を（通常）1 種類決めます。次は、主菜を考えます（1 種類で十分）。主菜の 1 食の分量は 18 cm 程度の皿半分が隠れるくらいが適当です。次に、副菜として主食・主菜、果物、菓子、飲料以外の料理を考えます。10 cm 程度の小皿で 1 ～ 2 皿程度が適当で、主食・主菜では不足しがちなカルシウム、鉄、ビタミン類を充分に補給できるように食材を選びましょう。また、副菜には食事の彩りや味に変化をつける役割もあります。

　お弁当箱で考えると、主食・主菜・副菜の分量のイメージは、図 1.3 ②のようになります。

図1.3　主食・主菜・副菜を揃える

① 食生活指針

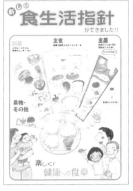

② お弁当の時の配分

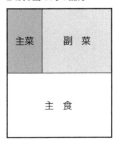

主食：お弁当箱の約 1/2 量
主菜：お弁当箱の約 1/6 量
副菜：お弁当箱の約 2/6 量（主菜の約 2 倍）

↑①食生活指針のリーフレット（厚生省（現、厚生労働省）、2000）。
食生活指針とは、国民が日々の生活の中で、「何をどれだけ、どのように食べたらよいのか」を、具体的に示したもの（p.216 参照）。

日常の食卓

（2）献立の組み立て方　step2●ゆとりある食事にしよう

　主食・主菜・副菜を上手に揃えることで栄養素のバランスはかなり整いますが、食事の楽しみ、ゆとりを加えるために、汁物、果物、乳製品、漬け物、飲み物をどれか1品加えると、献立がさらによいものとなり、栄養面も向上します。（ただしこれらを多く摂りすぎるとかえって栄養素のバランスが崩れてしまいます。）

前の晩に朝食の準備を少し

　一般に、朝の忙しい時間の中で「主食、主菜、副菜」を揃えることは大変難しいことです。実際、朝食を食べなかったり、主食だけの食事になるなどのケースが多くみられ、問題点が多いのが現状です。前の晩の少しの手間と工夫で、朝食にも「主食、主菜、副菜」を揃えたいですね。

（3）食品の選び方　その1●グループに分ける

　上記の、「主食」「主菜」「副菜」などをバランスよく摂ることのほか、食品をいくつかのグループに分けて、それらを組み合わせる方法もあります。

● 3色食品群（表1.1）

　食品を、含まれる栄養素のはたらきの特徴から赤、黄、緑の3群に分類しています。**赤**は血や肉をつくる食品のグループ、**黄**は力や体温となる食品のグループ、**緑**は体の調子をよくするグループです。赤群、黄群、緑群をまんべんなく摂取すると、栄養素等の摂取バランスがある程度整います。

表1.1　3色食品群

	食品	はたらき	栄養素
赤群	魚介・肉・豆類 乳・卵	血や肉をつくる	たんぱく質、脂質、ビタミン B_1、B_2・カルシウム
黄群	穀物・砂糖 油脂・いも類	力や体温となる	炭水化物・脂質・ビタミン A、B_1、D
緑群	緑色、淡色野菜 海藻・果物・きのこ	体の調子をよくする	カロテン、ビタミン C・カルシウム・ヨウ素

● 6 つの基礎食品群

　食品に含まれる栄養素の種類によって 6 つの食品群に分類し、毎日摂らなければならない栄養素と、それを多く含む食品とを組み合わせて示しています。第 1 群は良質のたんぱく質源、第 2 群はおもにカルシウムの供給源となるもの、第 3 群はおもにカロテンの供給源である緑黄色野菜、第 4 群は緑黄色野菜以外の野菜と果物で各種ビタミンの供給源になるもの、第 5 群はエネルギー源となる炭水化物（糖質）を多く含む食品、第 6 群は油脂類としています。「6 つの基礎食品群」は、家庭科教育の中でも古くから使われ、広く知られています。

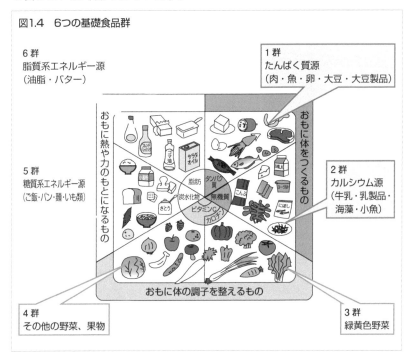

図1.4　6つの基礎食品群

（4）食品の選び方　その 2 ●たくさんの種類を食べる

● 1 日 30 品目！

　1 日の食事の中で、合計 30 品目以上の異なる食材を食べると、栄養素のバランスがよくなります。食事は毎日のことなので、楽しく、バラエティー豊かなものになるようにしましょう。朝の主菜が「大豆製品」なら、

昼は「卵」、夜は「魚」とか、日曜日の夕食の主菜が「肉」なら、月曜日の夕食の主菜は「魚」、火曜日は「大豆製品」、水曜日は「卵」、木曜日は「魚」などと、主菜の食材が重複しないようにしてみましょう。

花梨「体にいいものをたくさん摂ればいい、って感じね。食べ過ぎちゃうんじゃないかな？」

康子「確かに、あれもこれも食べていると、食べ過ぎになるかもしれないわね。栄養士さんなどの専門職の人向けには、どの栄養素をどのくらいとったらいいのかの基準が国から出ているわ（p. 30）。ただ、一般の人がそれを活用するのはちょっと大変。エネルギー量に関しては、摂り過ぎかどうかは、単純に体重の増減を見ればわかるわね」

COLUMN　体重の増減で食事量を決める

　成人の場合、体重を同一条件（例：毎週月曜日の朝、起床後トイレに行ってから）で定期的に測定すると、食事量が適正かどうかを知ることができます。消費エネルギー量と摂取エネルギー量が等しければ、体重は維持されます。消費エネルギー量が摂取エネルギー量を上回れば体重は減少、下回れば体重は増加します。発育期には、順調に発育しているか（標準的な体重増加か）なども確認します。

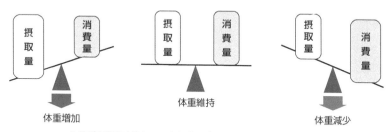

▶体重を測定すると、エネルギーバランスを知ることができる。

図　食事量の決め方

花梨 「そういえば、テレビのコマーシャルを見ていると、体にいいとか、健康
　　　にいいっていう飲み物や食品が出てくるね。あれは、何か特別なものなの？」
康子 「『体にいい』っていうのも、いろいろなレベルがあるわよね。これらの食
　　　品は国の基準でいくつかに分類されているのよ」

1.4　機能性食品

　近年、さまざまな機能を有した食品成分が見いだされ（p.94）、健康志
向と相まって「機能性食品」という概念が取り入れられるようになりました。

(1) 保健機能食品

　保健機能食品は、国の許可等の必要性や食品の目的、機能等の違いによ
って、「**特定保健用食品**」、「**栄養機能食品**」、「**機能性表示食品**」の3つに
分類されます（図1.5、表1.2）。この制度は、食品に求められる機能が複
雑かつ多様化し、多種多様な機能を持つ新しい食品の開発が行われるなか、
消費者の食品に関する適切な情報提供に対する要望の高まりや、不適切な
表示や摂取方法などによる食品に対する健康危害や苦情が散見されるなど
の状況をふまえ、さらに消費者にとって正しい情報に基づく選択肢が増え
ることも考えて作られました。

●特定保健用食品

　体の生理学的機能や生物学的活動に影響を与える保健機能成分を含み、
食生活において特定の保健の目的で摂取するもので、その摂取により当該
保健の目的が期待できる旨の表示をする食品です（図1.6①）。食品を特
定保健用食品として販売するには、個別に生理的機能や特定の保健機能を
示す有効性や安全性等に関する国の審査を受け許可（承認）を得なければ
なりません。表1.3に特定保健用食品の例をあげました。

●栄養機能食品

　体の健全な成長、発達、健康の維持に必要な栄養成分（無機質、ビタミ
ンなど）の補給・補完を目的としたものです。高齢化や食生活の乱れなど
により、通常の食生活を行うことが難しく、1日に必要な栄養成分を摂取
できない場合などに、栄養成分の補給・補完の目的で摂取する食品です。

図1.5 食品、いわゆる健康食品と医薬品

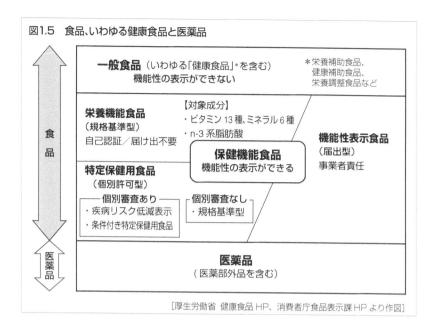

[厚生労働省 健康食品 HP、消費者庁食品表示課 HP より作図]

表1.2 保健機能食品の制度

	制度		対象食品およびその形状	表示内容
機能性表示食品	**届出型**（一定要件を満たせば事業者責任で表示）届け出先：消費者庁		生鮮食品を含めすべての食品。ただし、特別用途食品（特定保健用食品を含む）、栄養機能食品、アルコールを含有する飲料や脂質、コレステロール、糖類（単糖類または二糖類であって、糖アルコールでないものに限る）、ナトリウムの過剰な摂取につながるものを除く。	科学的根拠に基づいた機能性について、事業者責任で表示（一日あたりの摂取目安量あたりの機能性関与成分含有量、摂取方法、注意喚起事項、事業者の連絡先などを表示）
栄養機能食品	**規格基準型**（自己認証）国が定める基準		・通常の食品の形状（加工食品、生鮮食品）・錠剤・カプセル等の形状	・国が定めた表現で栄養機能表示・栄養成分含有および熱量・注意喚起表示
特定保健用食品	**個別審査許可型**国が審査し、消費者庁長官が許可	個別審査なし	通常の食品（加工食品）	・栄養成分含有表示・特定の保健の用途の表示（栄養成分機能表示）・注意喚起表示
		個別審査あり		

表1.3　特定保健用食品の例

- ・お腹の調子を整える食品（オリゴ糖を含む食品、乳酸菌を含む食品、食物繊維を含む食品）
- ・コレステロールが高めの方の食品
- ・血圧が高めの方の食品
- ・ミネラルの吸収を助ける食品
- ・むし歯の原因になりにくい食品
- ・血糖値が気になり始めた方の食品（糖の吸収をおだやかにする）
- ・食後の血清中性脂肪値が上昇しにくい食品

栄養機能食品と称して販売するには、国が定めた規格基準に適合する必要があり、その規格基準に適合すれば国などへの許可申請や届出の必要はなく、製造・販売することができます。許可マークはありません。

●機能性表示食品

機能性を表示できる食品として、新しく加わった制度に基づく食品です。

安全性の確保を前提として、科学的根拠に基づいた機能性（健康の維持および増進に役立つ、特定の保健目的が期待できる機能）が事業者の責任において、食品表示基準等に基づいて表示されるものです。

販売前に、安全性および機能性の根拠に関する情報などが、消費者庁長官に届けられたもので、個別の許可を受けたものではありません。

（2）健康食品（健康補助食品）

健康補助食品を定めた定義は現在ありませんが、非常に多くの種類があります。一般的に、保健や健康維持の目的で用いられ、通常の食品とは異なる形状（カプセル状、粒状、ドリンク状など）の食品と考えられています。経口的に摂取するものであり、一般食品に分類されます。

図1.6　食品の認定マーク

①特定保健用食品　　　　②特別用途食品　　　　③健康食品の認定マーク

▶②の特別用途食品のマークでは、区分欄に、乳児用食品、妊産婦用食品、病者用食品など該当する特別の用途を記載。

豆知識 ●　[健康食品] 1984 年（昭和 59 年）には、健康食品（健康補助食品とほぼ同義語と考えられる）を「栄養成分を補給し、特別の保健の用途に適するものとして販売の用に供する食品」と規定されていたことがあります。

　なお、公益財団法人　日本健康・栄養食品協会（JHFA）が、独自で、「含有成分など製品規格」、「製造・加工などの基準」、「適正な表示」の3点について審査を行い、品目別規格基準に合格した製品に対しては、協会がJHFA認定マーク（図1.6 ③左）の表示を許可しています。

　また、JHFAと一般社団法人　日本健康食品規格協会（JIHFS）が、健康食品の品質に関する厚生労働省の「健康食品GMP（Good manufacturing practice）ガイドライン」に基づいて、GMPを順守している工場か否かの審査を行っており、認定された国内工場で作られた健康食品にGMPマーク（図1.6 ③右）が付けられています。原材料の受け入れから製造・出荷するまでの全過程において、製品が安全につくられ一定の品質が保たれていることを示しています。なおこれらは国が定めた制度ではありません。

特別用途食品

　図1.6 ②は、特別用途食品のマークです。「特別用途食品制度」とは、乳幼児、妊産婦、病者等の発育、健康の保持・回復等に適するという特別の用途の表示の許可制度です。特別用途食品には以下のようなものがあり、特別用途食品として食品を販売するには、その表示について国の許可を得る必要があります。なお、高齢化の進展や生活習慣病の増加、医学や栄養学の進歩や栄養機能表示制度の定着などの状況の変化を踏まえ、対象者の栄養管理に適切な食品が供給されるよう、2009年（平成21年）4月1日より新しい制度が施行されています。

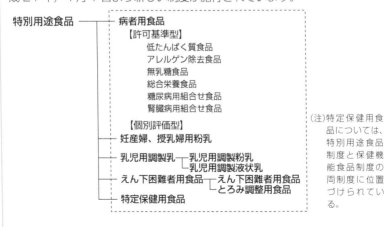

特別用途食品 ─┬─ 病者用食品
　　　　　　　　　【許可基準型】
　　　　　　　　　　　低たんぱく質食品
　　　　　　　　　　　アレルゲン除去食品
　　　　　　　　　　　無乳糖食品
　　　　　　　　　　　総合栄養食品
　　　　　　　　　　　糖尿病用組合せ食品
　　　　　　　　　　　腎臓病用組合せ食品
　　　　　　　　　【個別評価型】
　　　　　　　├─ 妊産婦、授乳婦用粉乳
　　　　　　　├─ 乳児用調製乳 ─┬─ 乳児用調製粉乳
　　　　　　　│　　　　　　　　　└─ 乳児用調製液状乳
　　　　　　　├─ えん下困難者用食品 ─┬─ えん下困難者用食品
　　　　　　　│　　　　　　　　　　　　└─ とろみ調整用食品
　　　　　　　└─ 特定保健用食品

(注)特定保健用食品については、特別用途食品制度と保健機能食品制度の両制度に位置づけられている。

COLUMN　サプリメント

　サプリメントという言葉は広く知られ、さまざまなものに対しその名称が便宜的に広く用いられています。しかし明確な定義はありません。英語のSupplement（補足、追加の意）に由来する言葉です。

　サプリメントとは、「あくまでも日常の食生活では摂りにくい栄養素を補うことを目的として摂取する食品」「栄養補助食品」と表現することができます。現在、サプリメントの概念に含まれるものには、保健機能食品（p.14）や、いわゆる健康食品などが混在しています。その形態はさまざまで、タブレットタイプ、ドリンクタイプ、ゼリータイプ、菓子類などの食品タイプなどがあります。

食品の表示

調べてみよう！

　加工食品を買ったとき、その食品のパッケージには、さまざまな表示がされています。その期限までに食べることを意味する（食べられる期限を記した）「消費期限」、その期限までおいしく食べられることを意味する「賞味期限」「品質保持期限」などの表示や、品質を示すJASマークや、特別用途食品、特定保健用食品のマークなどがあります。

　その他、どんな記載があるのでしょう？　栄養成分はどのように表示されているのでしょうか？　また、いわゆるサプリメントと呼ばれているものには、どんな表示がついているでしょうか？

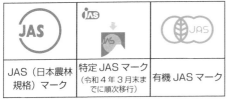

JAS	JAS → JAS	JAS
JAS（日本農林規格）マーク	特定JASマーク（令和4年3月末までに順次移行）	有機JASマーク

図　食品の認定マーク（2020年1月現在）

栄養成分表　1箱（50g）当たり	
熱量	224 kcal
たんぱく質	3.5 g
脂質	19.5 g
炭水化物	25.2 g
糖質	20.0 g
食物繊維	5.2 g
食塩相当量	0.1 g

図　栄養表示の例

(注)現行（2015年（平成27年）4月1日から施行）の**食品表示法**は食品衛生法、JAS法、健康増進法を一元化し、食品の安全性確保および消費者の適切な商品選択の機会の確保を目指しています。

　　名称（食品の名称）、原産地（生鮮食品）、原材料名、アレルギー（対象物質）、遺伝子組換え表示（対象品目、表示方法）、添加物、内容量、消費期限／賞味期限、保存方法、原産国（輸入品）、原料原産地（対象品目）、事業者の名称と所在地、栄養成分および熱量が、（食品表示法に基づく）食品表示基準に従い記載されるようになりました。ただし、生鮮食品は1年6か月の、加工食品は5年間の猶予期間が設けられています。

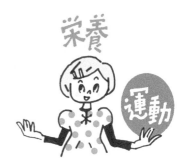

第2章

私たちの食生活

花梨「健康的な食べ方があるっていうのはわかったし、健康になるために補助
　　食品があるのも知っているわ。でも、健康ってそもそも、何なんだろう？
　　熱が出たり、咳が出たりしなければ、健康ってこと？　血圧が高くなけれ
　　ば健康？」

康子「そうねえ、健康って何かって聞かれると、答えるのが難しいわね」

2.1　　健康を考える

（1）健康って、どういう状態のこと？

　健康とは、「病気でなく、虚弱でなく、身体的にも精神的にも社会的に
も健全で順応した生活が営めること」と、世界保健機関（WHO）憲章に
定義されています。さらに、「できる限り最高の健康水準を享受することは、
人種、宗教、政治的信条、経済状態の如何にかかわらず、人間の基本的権
利である」と述べられています。

　健康と不健康（病気）をはっきりとした境界線を引いて区別することは
極めて難しく、できません。図2.1に示すように、人間は、健康的要素と
病的要素の連続したスペクトルを形成していると考え、それぞれの占める
割合によって健康であったり、病気であったりすると考えるのが妥当です。
私たちは、日常生活の中で、この健康的要素の占める割合をできるだけ多
くするように努力することが大切です。

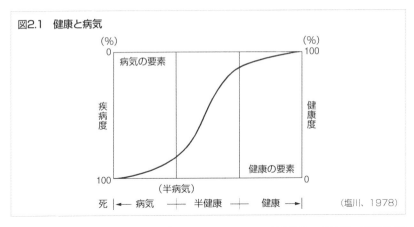

図2.1　健康と病気

生体は、常にそのバランスとホメオスタシス（恒常性の維持）が調整機能によって巧妙に維持されています。このことは、身体面のみならず、精神面においてもいえることで、これらは、自律神経系や内分泌系の作用によって調節されています。それらの調整が良好な状態にあることが真の健康であるといえます。

花梨「難しい言葉が出てきたわ。とにかく、健康っていうのは、心も体も元気で普通に生活できるってこと、って私としては理解しておくね」

祖父「健康で長生き、それがいちばんだよ」

花梨「いきなり、おじいちゃんが出てきて、びっくりしたわ」

(2) 日本人の健康状態

●寿命が伸びました 〜超高齢社会の到来

　今日の日本は世界に名だたる長寿国で、平均寿命は男性が 81 歳、女性が 87 歳を越えました（図 2.2）。将来の推計をみると、2020 年には 65 歳以上の高齢者がおよそ 4 人に 1 人、さらに 2050 年には高齢化がピークとなり、3 人に 1 人が高齢者と推計されています（図 2.3）。

　この高齢者人口の割合の増加の 1 つの要因は、出生率（合計特殊出生率：1 人の女性が生涯に産むとされる子どもの人数）が、低い状態にあるためです。このような状況から、現在の日本は他国に例を見ないほどの少子高齢社会となっています（図 2.4）。

図2.2 諸外国の平均寿命の年次推移

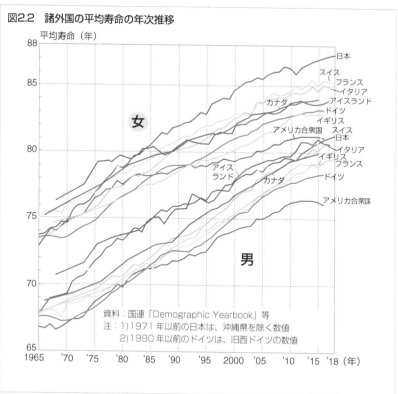

資料：国連「Demographic Yearbook」等
注：1) 1971 年以前の日本は、沖縄県を除く数値
　　2) 1990 年以前のドイツは、旧西ドイツの数値

図2.3 年齢3区分別人口構成割合の推移（1965〜2065年）

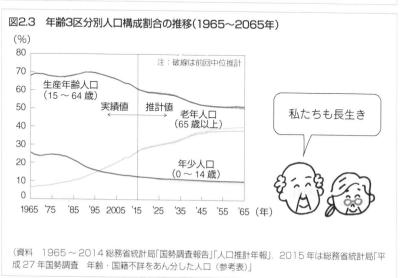

（資料　1965〜2014 総務省統計局「国勢調査報告」「人口推計年報」. 2015 年は総務省統計局「平成 27 年国勢調査　年齢・国籍不詳をあん分した人口（参考表）」

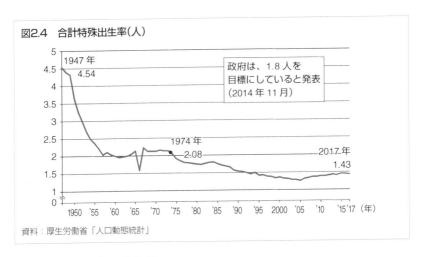

図2.4　合計特殊出生率(人)

資料：厚生労働省「人口動態統計」

●おもな死因の移り変わり

　死因別死亡率の100年の推移をみると、死因の主なものが感染症からいわゆる慢性疾患へと大きく変化しています。

　第2次世界大戦終戦以前（1945年以前）は、結核・胃腸炎・肺炎・脳血管疾患による死亡が多く、悪性新生物（いわゆるがん）や心疾患による死亡は少ない状況でした。しかし、戦後になると結核・胃腸炎・肺炎による死亡が急激に減少し、死因の第1位が結核から脳血管疾患に変わりました。一方、悪性新生物や心疾患による死亡は戦後急速に増加し、1980年代に悪性新生物が第1位となり、近年は、心疾患が第2位、そして脳血管疾患と続いています（図2.5、表2.1）。また、最近になって高齢者人口の増加の影響から、肺炎、老衰による死亡率が増加しています。なお、食生活との関わりの強い生活習慣病が、死因の2/3強を占めています。

　また、主要傷病別受療率の推移からも、結核などの伝染性疾患は減少する一方で、高血圧性疾患、脳血管系疾患、心疾患、糖尿病、悪性新生物などの生活習慣病（p.175）による受療が年々増加しています。死因分類項目の追加や明確化により明らかとなってきたことですが、慢性閉塞性肺疾患（COPD）や誤嚥性肺炎が上位に記されるようになっています。

　花梨「そうか、今は、食生活と関連がある生活習慣病の死亡率が高まっているのね。そういえば、『メタボに注意』って何かに書いてあるのを見たこ

日常の食卓

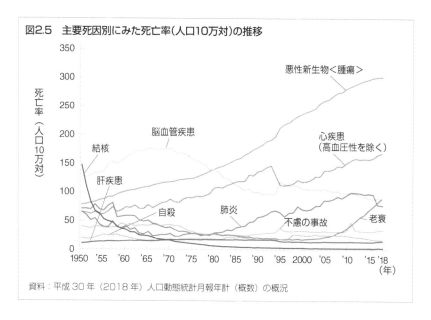

図2.5 主要死因別にみた死亡率（人口10万対）の推移

資料：平成30年（2018年）人口動態統計月報年計（概数）の概況

表2.1 死因順位（第10位まで）の推移（男女別）

		1位	2位	3位	4位	5位	6位	7位	8位	9位	10位
1995年 （平成 7年）	男	悪性新生物	心疾患	脳血管疾患	肺炎	不慮の事故	自殺	肝疾患	慢性閉塞性肺疾患	腎不全	糖尿病
	女	悪性新生物	脳血管疾患	心疾患	肺炎	不慮の事故	老衰	腎不全	自殺	糖尿病	肝疾患
2005年 （平成 17年）	男	悪性新生物	心疾患	脳血管疾患	肺炎	不慮の事故	自殺	慢性閉塞性肺疾患	肝疾患	腎不全	糖尿病
	女	悪性新生物	心疾患	脳血管疾患	肺炎	老衰	不慮の事故	腎不全	自殺	糖尿病	肝疾患
2015年 （平成 27年）	男	悪性新生物	心疾患	肺炎	脳血管疾患	不慮の事故	老衰	自殺	慢性閉塞性肺疾患	腎不全	肝疾患
	女	悪性新生物	心疾患	老衰	脳血管疾患	肺炎	不慮の事故	腎不全	大動脈瘤及び解離	血管性等の認知症	アルツハイマー病
2017年 （平成 29年）	男	悪性新生物〈腫瘍〉	心疾患	脳血管疾患	肺炎	老衰	不慮の事故	誤嚥性肺炎	慢性閉塞性肺疾患	自殺	腎不全
	女	悪性新生物〈腫瘍〉	心疾患	老衰	脳血管疾患	肺炎	不慮の事故	誤嚥性肺炎	腎不全	血管性等の認知症	アルツハイマー病

資料：厚生労働省「人口動態統計」

とがあるけど、あれも生活習慣病と関連があるの?」

康子「メタボっていうのは、メタボリックシンドロームを略した呼び方よ。内臓脂肪が体に過剰に溜まった状態だと、「高血圧」や「脂質異常症」、「糖尿病」などの生活習慣病になりやすいのよ。このことは、あとで詳しく話すわね」

花梨「ねえ、お母さん。それなら今は、食べ過ぎに注意するのが一番大事なんじゃない? たとえば夕食を食べない習慣をつけるとか……」

康子「そんな単純じゃないのよ。食べ過ぎは確かによくないけど、栄養の偏りもよくないの。もちろん、食べないのも体に悪いわよ」

COLUMN 食生活の移り変わり

これまでの食生活の変化を大きく分けると、4つの時期に分けることができます。①戦前(1945年以前)、戦中、戦後の食料摂取が不足していた時代、②その後の食料摂取安定時代、③欧米文化到来による洋風化と食料過剰の飽食時代、④さらには加工食品・輸入食品の増加等に伴う中食、外食化時代です。

①戦前、戦中、戦後の時代 戦前、戦中、戦後は配給制度により、日常の食材や調味料が配給されていました。米の代わりに雑穀、いも、豆類が配給された時期もあり、野菜、卵、肉、魚などはほとんど手に入りませんでした。そのため、空き地を利用した家庭菜園や公共の土地を活用した菜園が奨励され、それぞれの食料確保のための指導が行われていました。多くの人の栄養状態が極度に低下していた時期です。

②食料摂取安定時代 栄養士法*1や栄養改善法*2の導入などによって、1947年以降徐々に食生活は改善されましたが、1950年代半ばまでは主食が偏重された時代でした。それ以後、景気の上昇も手伝って、食糧不足の時代は終わりました。

③洋風化と飽食時代 その後、所得倍増政策が進み、家計が潤い、食生活の急速な変化が起こりました。それまでの米を中心とした主食型の食生活から、副食品多食型へ変化したのです。1960年代になると、米余り現象が起き、それまで輸入していた米を、1960年代後半からは輸出するようになりました。この背景には、景気の上昇に伴うパン食の導入、卵、牛乳、肉などの動物性食品の増加による食生活の洋風化も起こりました。1960年代半ばの主食中心の伝統型食生活から、副食品多食型の近代型食生活へと大きく移行しています。さらに、インスタント食品、冷凍食品などの登場によりさまざまな食品が手軽にいつでも手に入れることができる食料過剰の飽食時代へ

と進みました。また、食生活の洋風化に伴い、1970年代半ばには、肉、乳製品、油脂類、果実などの摂取が急増し、それまでの2～3倍の摂取となり脂肪の摂取が増加しました。このころ死因別死亡率の順位に変化がみられ、食生活と疾病の因果関係などから、栄養素等摂取のアンバランスが指摘されるようになったのです。

＊1　栄養士法（1947年～）：栄養士および管理栄養士の定義、免許、管理栄養士国家試験、栄養士および管理栄養士養成施設について定めている。

＊2　栄養改善法（1952～2002年）：国民の栄養改善を通じて、健康と体力の維持向上と福祉の増進を図ることを目的として制定された法規。健康増進法の制定とともに廃止された。

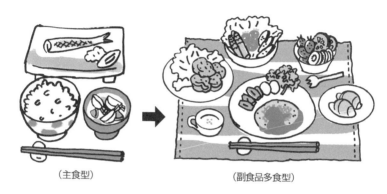

（主食型）　　　　　　　　　　　（副食品多食型）

④**中食化、外食化時代**　さらに、核家族化や老人世帯、一人暮らしの増加、女性の社会進出、家庭のあり方の変化や近年のグルメ志向も手伝って、食生活は大きく変化し、外食の割合は年々増加傾向です。インスタント食品や冷凍食品などの半加工品が増加し、さらにはコンビニエンスストアの登場により、調理済み食品も数限りなく増加し、中食[*1]産業が急成長しています。現在は、家庭料理、家族一緒の食事が懐かしい時代となりつつあります。

＊1　中食：家などに持ち帰って食べる弁当や、調理パン（サンドイッチ・ピザなど）、麺類、惣菜のこと。

2.2　栄養摂取量の移り変わり

（1）国民健康・栄養調査のデータから

　私たちの食生活は、その時々の社会情勢によって大きく変化します。経済の発展と共にさまざまな食品や料理が出回るようになり、食に関するサ

ービスもさまざまに発展してきました。食や健康に関する情報も豊富にあ
り、ひとり一人の生活に対する意識も変化し、食生活のスタイルも多様化
しています。

　わが国では、日本人の食生活の現状を把握し、今後の健康対策に活かす
ことを目的に、1945 年（昭和 20 年）以来、国（現 厚生労働省）が国民
栄養調査（現 国民健康・栄養調査）を実施しています。1945 年以降の日
本人の食生活の状況を、おもな栄養素ごとにみていきましょう。

●エネルギー摂取状況（図 2.6）

　戦後においては、いつの時代もエネルギーは十分量摂取されており、
1960 年代半ばから 1970 年代にかけて、調査対象者の平均摂取量がピーク
（2200 kcal/ 日 / 人）となりました。その後の減少は、健康志向および若
年者のダイエット志向の強まりによると考えられます。最近数年は低い値
で安定しています。近年の充足状況を平均摂取量で見ると、ほぼ100％と
良好ですが充足状況を詳細に検討すると、「日本人の食事摂取基準（p.30、
旧栄養所要量）」に対し 80％未満の不足者の割合が 1 割以上、120％以上
の過剰者が 2.5 割程度と、不適切な摂取状態の者が多いのも事実です。こ
れらは、生活習慣病等の予防の面からも改善すべき点の 1 つです。

祖父「私が働き盛りのころは、すき焼きがごちそうだったなあ」
花梨「今は過剰な人もいれば、不足の人もいるのね」

●たんぱく質摂取量（図 2.7）

　1950 年代半ばの 70 g から 1970 年代半ばの 80 g へと増加し、2000 年頃
までほぼ一定でしたが、その後食事摂取基準の推奨量の低下に連動して、
70 g 以下程度となっています。これは最近のロコモティブシンドローム
の増加に影響している可能性が指摘されています。たんぱく質源をみると、
総たんぱく質摂取量に対する動物性たんぱく質の割合は、1950 年代半ば
の 30％から 1970 年代半ばの 50％へと年々増加しており、現在も少しずつ
ですが増加しています。このことは、肉類は摂取量が増加しているのに対
し、魚介類や大豆製品の摂取量は減少していることが関係しています。

日常の食卓

図2.6 エネルギー摂取量の年次推移

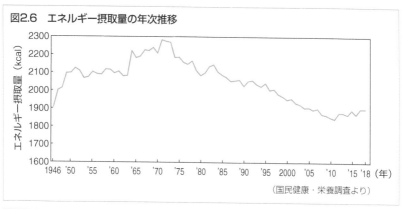

（国民健康・栄養調査より）

図2.7 たんぱく質摂取量の年次推移

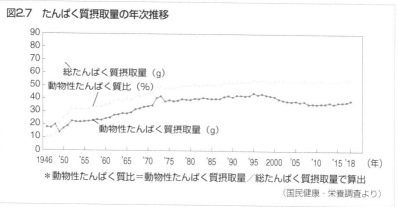

＊動物性たんぱく質比＝動物性たんぱく質摂取量／総たんぱく質摂取量で算出

（国民健康・栄養調査より）

図2.8 エネルギーの栄養素別摂取構成比（PFC比）の年次推移（1歳以上総数）

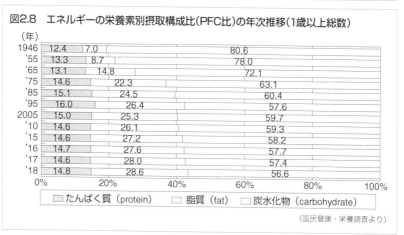

（国民健康・栄養調査より）

27

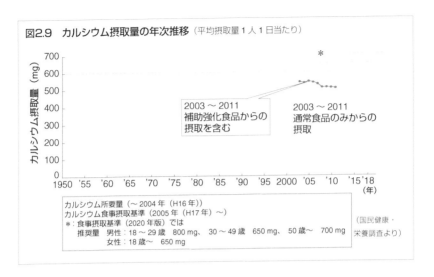

図2.9　カルシウム摂取量の年次推移 (平均摂取量 1 人 1 日当たり)

カルシウム所要量 (～ 2004 年 (H16 年))
カルシウム食事摂取基準 (2005 年 (H17 年) ～)
＊：食事摂取基準 (2020 年版) では
　　推奨量　男性：18 ～ 29 歳　800 mg、　30 ～ 49 歳　650 mg、　50 歳～　700 mg
　　　　　　女性：18 歳～　650 mg

(国民健康・栄養調査より)

●脂質摂取量 (図 2.8)

　最近まで、年々急激に増加していました。1950 年代半ばに 20 g 程度であった脂質摂取量は、1970 年代半ばには 50 g 台と急激に増加し、今日では約 60 g です。エネルギー摂取量にはあまり大きな変化はないのですが、エネルギー摂取の PFC 比率 (たんぱく質、脂質、炭水化物のそれぞれ由来のエネルギーが、総エネルギーに占める割合) をみると、脂質エネルギー比が急激に増加し、一方、炭水化物エネルギー比が年々減少していることがわかります。

●炭水化物摂取量 (図 2.8)

　年毎に減少しています。たんぱく質摂取量、脂質摂取量の増加がその原因です。脂質摂取量の増加、PFC 比の変化、炭水化物摂取の減少なども、疾病構造の変化、すなわち悪性新生物の増加や生活習慣病の増加などと関係があると考えられています。

●カルシウム摂取量 (図 2.9)

　飽食時代といわれるようになって久しいですが、カルシウムの摂取量は、調査対象者の平均摂取量が、いまだ唯一食事摂取基準に達したことのない栄養素です。充足状況別にみると、不足者の割合が極めて高いのが現状です。さらに若年層での不足が目立ちます。骨粗鬆症は生活習慣病の 1 つであり、わが国のカルシウム摂取不足と深く関係しています。

日常の食卓

●その他の無機質およびビタミンの摂取量

カルシウムを除くほとんどのビタミン、ミネラルは、それぞれの平均摂取量で見ると、1975（昭和 50）年以降ほぼ充足されている状況にあります。

年代別、性別などの詳細を見ると、鉄は小学校高学年から高校生の年代にあたる男子で不足が見られる傾向があります。女子は小学校高学年から 40 歳代ころまでの不足が目立ちます。

また、ビタミン A、B₁、B₂ はこれまでにも不足している年がときどき見られており、ビタミン A は 2003 年以降、55 μgRAE 程度で不足傾向にあります。サプリメント等からの摂取量を除くと、ビタミン類は不足している場合がしばしばです。

●食塩摂取量

年次推移を見ると、途中、増加、横ばい傾向の時期があったものの徐々に減少していますが、目標の数値には達していません。なお、食塩摂取は高血圧予防の観点から、男性 7.5 g/ 日未満、女性 6.5 g/ 日未満を目標としています。

●その他の食生活上の問題点

栄養素等摂取状況に基づく過不足の問題点以外にも、現状にはさまざまな食生活上の問題点があります。例えば、外食率の増加、朝食の欠食、不規則な生活、運動量の低下などです。これらは、アンバランスな栄養素等摂取の原因や、生活習慣病の原因になっています。

「食べ物」が命と健康の源であるからこそ、充実した一生を送るためには、食生活に関わる正しい知識を身につけ、それを実践することが必要です

2.3 どのくらい食べたらよいかの基準

ヒトは生きていくために、食事からさまざまな栄養素等を必要量摂取しなくてはいけません。発育期では適切な発育、発達が行われているか、成人では体重の増減がどうかなどで、食事を必要量摂っているかの把握があ

る程度はできます。しかし、多くの無機質やビタミンなどは、十分なのか不足なのか過剰なのかを知ることは難しいものです。

　私たちの生活の中には、好ましい食生活を送るための情報がたくさんあります。どの時期にどの栄養素をどのくらい摂取したらよいのか、あるいは、食事として主食、主菜、副菜などをどの程度摂ったらよいのか、などを示すものです。これらには、「日本人の食事摂取基準」や、「食事バランスガイド」などがあります。

花梨「あれ、さっきは、6つの基礎食品群とかの話がでてきたけど、今度は違う基準なの？」

康子「特に「日本人の食事摂取基準」は、普通のお母さんが活用するというより、管理栄養士さんとか、専門の人が使うものなの。かなり細かい基準になっているわ」

（1）日本人の食事摂取基準とは

「日本人の食事摂取基準は、国民の健康の保持・増進を図るうえで、摂取することが望ましいエネルギーおよび栄養素の量の基準を示すものである」とされています。エネルギーおよび栄養素欠乏症の予防にとどまらず、過剰摂取による健康障害の予防をも目的としています。さらに、2020年版は生活習慣病の発症予防および重症化予防（高血圧、脂質異常症、糖尿病、慢性腎臓病）に加え、高齢者の低栄養、フレイル予防も視野に入れて策定されました。それぞれの栄養素の適切な摂取は、ほかの栄養素の適切な摂取と相まって、健康の維持・増進・疾病予防に重要な役割を発揮します。また、ほとんどの栄養素は、その摂取の不足、過剰、アンバランスを通常自覚することは少ないものです。これらの理由から、適正摂取の目安が設定されている意義は大きいといえます。

　日本では5年毎に食事摂取基準（旧、栄養所要量）が改訂され、その時代に適したものとなるように配慮されています。今では、たんぱく質、脂

豆知識●［専門家向けの基準と一般向けの基準］「日本人の食事摂取基準（旧、日本人の栄養所要量）」を、実際に活用している人は、多くは栄養士・管理栄養士の人たちです。これが基になって、小学校などの給食の基準が決められたりしています。また、「食事

図2.10　食事摂取基準の各指標（推定平均必要量、推奨量、目安量、耐容上限量）を理解するための模式図

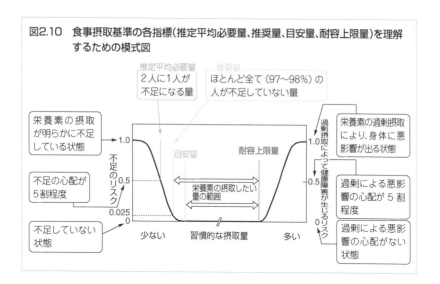

表2.2　栄養素の設定指標

推定平均必要量 （EAR：estimated average requirement）	ある母集団における平均必要量の推定値。ある母集団に属する50％の人が必要量を満たすと推定される1日の摂取量である。
推奨量 （RDA：recommended dietary allowance）	ある母集団のほとんど（97〜98％）の人が1日の必要量を満たすと推定される1日の摂取量。（理論的には「推定平均必要量＋標準偏差の2倍（2SD）」として算出）
目安量 （AI：adequate intake）	推定平均必要量および推奨量を算定するのに十分な科学的根拠が得られない場合に、特定の集団の人々がある一定の栄養状態を維持するのに十分な量。特定の集団において、不足状態を示す人がほとんど観察されない量。
耐容上限量 （UL：tolerable upper intake level）	健康障害をもたらすリスクがないとみなされる習慣的な摂取量の上限を与える量。これを超えて摂取すると、過剰摂取によって生じる潜在的な健康障害のリスクが高まると考えられる。
目標量　（DG：tentative dietary goal for preventing life-style related diseases）	生活習慣病の予防を目的として、現在の日本人が当面の目標とすべき摂取量。

（日本人の食事摂取基準（2020年版）、厚生労働省、要約）

バランスガイド」は、一般の人が、自ら健康的な食生活ができるように、自分の食生活を評価したり、改善するためのガイドラインとして示されています。

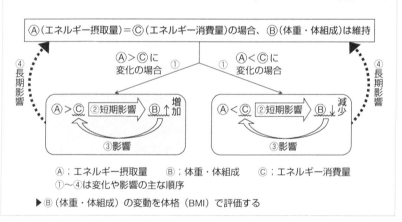

図2.11 エネルギー収支バランスと体重の関係を示すバスタブモデル

エネルギー
摂取量 Ⓐ

Ⓓ
体重変化

体重・体組成
Ⓑ

体重の
影響 Ⓔ

身体活動
レベル
Ⓕ

エネルギー
消費量 Ⓒ

・水の入った大きなバスタブ（Ⓑ）に持続的に
水が注がれ（Ⓐ）、同時に排水（Ⓒ）されて
いる。
・注水量と排水量に過不足があれば、短期的に
は水深が変化する（エネルギー収支バランス
で体重が変化）（Ⓓ）。
・一方、水深（水圧）が排水量に影響（エネル
ギー消費量は体重に規定される）（Ⓔ）。
・注水量を絞ると水深は低下するが、果てしな
く低下してゼロになるわけではない。水深の
低下で排水量が減少するため、ある程度低下
すると注水量に見合った排水量となり、そこ
で平衡状態になる（エネルギー摂取量を制限すると体重は当初減少するが、体重減少でエネルギー消
費量も減少するため、一定の減量でエネルギー収支はゼロとなり、体重は安定）。
・排水管の蛇口（Ⓕ）は身体活動レベルを表す。すなわち、エネルギー消費量は体重Ⓔと身体活動レベ
ルⒻに規定される。
・このモデルでは、体重、エネルギー摂取量、エネルギー消費量のうち２つが決まれば残り１つも決
定する。エネルギー摂取量の管理と体重管理は同等のことで、望ましい体重を維持するエネルギー摂
取量は、エネルギー消費量（身体活動レベル）との関係で決定される。

（日本栄養士会雑誌、57（10）、726、2014より引用・一部改変）

▶ p.13 COLUMN も参照のこと。

Ⓐ（エネルギー摂取量）＝Ⓒ（エネルギー消費量）の場合、Ⓑ（体重・体組成）は維持

④
長
期
影
響

Ⓐ＞Ⓒに
変化の場合
①

① Ⓐ＜Ⓒに
変化の場合

④
長
期
影
響

Ⓐ＞Ⓒ ②短期影響 Ⓑ 増加

③影響

Ⓐ＜Ⓒ ②短期影響 Ⓑ 減少

③影響

Ⓐ；エネルギー摂取量 　Ⓑ；体重・体組成 　Ⓒ；エネルギー消費量
①～④は変化や影響の主な順序

▶ Ⓑ（体重・体組成）の変動を体格（BMI）で評価する

肪エネルギー比率、炭水化物、食物繊維、およびカルシウム・鉄・マグネ
シウム・ナトリウム（食塩）などの13種類のミネラル、ビタミンA、D、
E、K、B₁、B₂、C などの13種類のビタミンについて食事摂取基準が設定
されています。

　エネルギーについては参考として、推定エネルギー必要量（EER）が
各年齢、性別、身体活動レベル毎に示されています。その他各栄養素等に

ついては、各年齢、性別毎に、推定平均必要量（EAR）、推奨量（RDA）、目安量（AI）、耐容上限量（UL）、目標量（DG）が適宜示されています（図2.10、表2.2）。

　なお、エネルギーについては、エネルギー摂取と消費の関係によって、体格（body mass index：BMI）が変動すること、健康の保持・増進、生活習慣病予防の観点からエネルギー摂取量が必要量を過不足なく充足するだけでは不十分で、望ましいBMIを維持するエネルギー摂取量（エネルギー消費量）であることが重要なので、BMIをその指標として用いることになりました（図2.11、巻末の付表2「食事摂取基準のエネルギー」参照）。

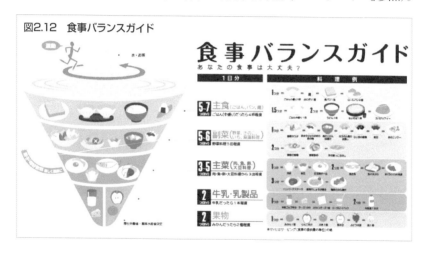

図2.12　食事バランスガイド

（2）食事バランスガイド

　2005年6月に、いわゆるフードガイドとして「食事バランスガイド」が厚生労働省・農林水産省合同から公表されました（図2.12）。

「食事バランスガイド」は、生活者が食事摂取基準を実際の食生活で展開できるように、また、自分自身の生活を見直すきっかけとなるものとして、より多くの人に活用されるように作成されています。「食事バランスガイド」のイラストそのものがバランスのよい食事のガイドとなっています。「主食、主菜、副菜、果物、牛乳・乳製品」の5つの料理区分を基本とし、各料理区分ごとに1日に摂る料理の組み合わせと、おおよその量が表されており、健康的な食べ方の1つのガイドラインとなっています。

花梨「食事摂取基準は、なんだかむずかしそうね」

康子「そうね。一般の家庭では、食事バランスガイドを参考にすればいいわ」

●●●

花梨「栄養と健康って、とっても関係が深いのね。でも、逆にいえば、しっかりと栄養を摂っていれば健康でいられるってことよね」

康子「栄養素の摂り方だけではだめ。安全に食べないとね。『食事によって健康を損なう』こともあるのよ」

花梨「まずいものを食べたとき？」

康子「そういう話ではなくて、食中毒のことよ」

2.4 食生活の安全管理：食中毒

　食品を介して感染する病気を、原則的に「食中毒」として扱います。「厚生労働省の食中毒統計」では食中毒は表 2.3 のように分類されます。

　以前は伝染病に分類されていたコレラ菌、赤痢菌、チフス菌、パラチフス A 菌などの感染症も、新感染症法（1999 年 4 月施行）を契機に食中毒として取り扱うことになりました（1999 年 12 月）。

　食中毒の発生原因となった食中毒菌は、件数ではカンピロバクター、サルモネラ菌、ノロウイルスが多く、患者数ではノロウイルス、サルモネラ菌、ウエルシュ菌が多い傾向にあります。以前、件数・患者数ともに多かったサルモネラや腸炎ビブリオに代わって、最近ではカンピロバクターやノロウイルスが増加の傾向にあります。

（1）細菌性食中毒
●病原性大腸菌 O-157
オーイチゴーナナ

　O-157 が作り出すベロ毒素によって、腸管出血性大腸菌感染症を起こします。腹痛、頭痛、発熱などの症状を示し、小児や高齢者では溶血性尿毒症を併発することがあり、死に至ることがあります。食肉が汚染されているために起こる例が多く見られます。75℃ 1 分以上の加熱で死滅するので、十分な加熱をすれば問題ありません。

●腸炎ビブリオ

表2.3　食中毒

細菌性食中毒	感染型（サルモネラ菌、腸炎ビブリオなど） 毒素型（ブドウ球菌など）
ウイルス性食中毒	ノロウイルス
寄生虫性食中毒	アニサキス、サナダムシなど
自然毒中毒	ふぐ、毒きのこなど
化学性食中毒	重金属、農薬など

　腸炎ビブリオによる食中毒は多く報告されています。上腹部の痛みと下痢が特徴で、生食する近海魚介類や加工品、漬け物などから感染します。食塩のないところでは繁殖しにくいので、真水で魚介類をよく洗うことが有効です。10℃以下の低温で増殖しにくく、酸に弱い性質です。

●サルモネラ

　サルモネラ食中毒は近年増加しています。サルモネラを保菌している動物の肉や卵を食べた場合や、食品の取り扱い途中で汚染された場合起こります。腹痛、嘔吐、下痢、発熱の症状が出ます。食品を十分に加熱することで予防できます。

●黄色ブドウ球菌

　ブドウ球菌が作る毒素のエンテロトキシンにより食中毒を起こします。腹痛、下痢、嘔吐が症状です。エンテロトキシンは熱に強く、加熱しても生き残るので、食中毒の危険性が残ります。食品を冷蔵するなどしてブドウ球菌を増殖させないようにすることが大切です。なお、一度産生されたエンテロトキシンは通常の加熱では無毒化できません。手指や顔に化膿巣がある人は、調理に携わらないほうがよいでしょう。

細菌性食中毒の予防方法

お母さんの一口メモ

　　夏だけでなく、梅雨時、秋なども食中毒が多い季節です。細菌を「付けない・増やさない・殺す」で、食中毒を予防しましょう。

清潔：手洗いの習慣をつける。特に肉魚をさわった後はすぐ手を洗う。使った調理器具はすぐ洗う。たわし、スポンジはよく洗って、しっかり乾燥。

迅速：買ってきたものはすぐに正しく保存。特に肉・魚・牛乳、乳製品はすぐ冷蔵庫へ。作った料理は早く食べる。多く作ったら素早く冷まし、冷蔵・冷凍する。手早く調理。作りかけで中断の際は、室温保存は避ける。

加熱：おいしさを損ねない限り、よく加熱する。一時保存した食品は、食品内部まで熱が通るように加熱する。調理器具も、適宜加熱消毒する。

食品の保存

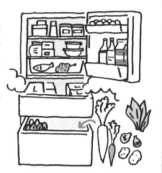

食品の鮮度を保って保存することが大切です。それぞれの食品ごとに保存に適する温度が異なります。冷蔵庫保存が、すべての食品にとって良い保存方法というわけではありません。原産地が暑い地域の食品は、一般に冷蔵庫を嫌う食品が多くあります。低温やけどをする野菜などです。また、野菜は土に生えていたときの向きで保存したり、根菜類などは泥が付いたまま保存すると長持ちします。

（2）自然毒食中毒

ふぐや毒きのこなどに含まれる成分による中毒で、死に至ることもあります。

（3）化学性食中毒とアレルギー様食中毒

農薬の残留や、調理器具や食器類から何らかの理由で溶け出た有害金属や化学物質による中毒があります。不良酒類の飲用によるメチルアルコールの中毒も知られています。また、アレルギー様食中毒としては、まぐろやさばなどに含まれるヒスタミンによる中毒が起きることがあります。

豆知識 ［食品添加物］食品衛生法では「食品の製造過程で、または食品の加工や保存の目的で食品に添加、混和などの方法によって使用するもの」と定義されています。日本では、食品添加物は厚生労働大臣が安全性と有効性を確認して指定した「指定添加物」（463 品目、2019 年 6 月現在）、天然添加物として使用実績が認められ品目が確定している「既存添加物」（365 品目、2017 年 11 月現在）、「天然香料」や「一般飲食物添加物」に分類されています。

Part
2
食品のおもな成分と
そのはたらき

私たちが食べているモノには、さまざまな成分が含まれています。以前からよく知られている栄養素や水分のほかにも、多様な成分が含まれています。栄養素やその他の成分の、体の中での役割なども、どんどん明らかになってきています。Part2 では、食べ物の中の成分、そしてそれらが体の中でどんな役割を演じているのか見てみましょう。

★ p.103 に各栄養素の消化・吸収・代謝の全体像をまとめました

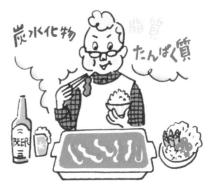

第3章

三大栄養素

健太「ゴルフのあとの焼肉はおいしいなあ。運動して傷ついた筋肉に、肉のアミノ酸が効くんだよ。そして、ビール、うまいなあ」

康子「お父さん、そんなこと言って、お肉ばかり食べてないで、野菜も食べなきゃ」

健太「そうだな、野菜を食べて、ビタミンも摂らんと……」

康子「今日は、うんちくが多いわね。じゃあ、確認もふくめて、具体的に食べ物に含まれる成分についてお話ししましょうか」

3.1　栄養素の分類

　栄養素は大きく分けて、5つの栄養素に分類されます（図3.1）。炭水化物（糖質）、脂質、たんぱく質、無機質（ミネラル）、ビタミンです。一般にこれらを五大栄養素と呼んでいます。

　栄養素には、生命維持に関わる3つの大きな役割があります。すなわち、「エネルギー産生」「身体構成成分」「身体の機能調節」です。エネルギー源となる栄養素は炭水化物（糖質）、たんぱく質、脂質です。これらは生体にとって極めて重要でかつ多量に必要とされるので三大栄養素と呼ばれます。身体を構成する成分となるのはたんぱく質、脂質、無機質（ミネラル）です。また、身体の機能を調節する成分となるのはたんぱく質、無機質（ミネラル）、ビタミンです。

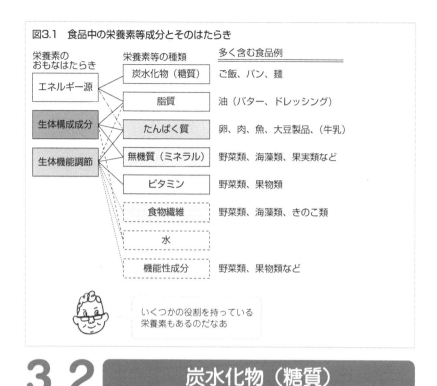

図3.1 食品中の栄養素等成分とそのはたらき

3.2 炭水化物（糖質）

（1）炭水化物（糖質）とは

　私たちが、最も多く摂取している栄養素が炭水化物（糖質）です。炭水化物を構成する元素は炭素(C)、水素(H)、酸素(O)で、一般式は、$C_nH_{2n}O_n$ あるいは $C_m(H_2O)_n$ で表されます。炭水化物の多くは、植物が二酸化炭素と水から太陽光線のエネルギーを利用して作り出し、蓄えているものです。

COLUMN 炭水化物 vs 糖質

　ときに、炭水化物と糖質を同意語のように使うことがありますが、厳密には異なります。炭水化物≒糖質が正しい表現といえるでしょう。糖質とは炭水化物のうち、ヒトの消化酵素で消化することができ、その後吸収され、エネルギー源として利用される物質です。したがって、食物繊維（p. 88 参照）などの難消化性糖類は、炭水化物には含まれますが、糖質ではありません。炭水化物は「carbohydrate」と英語表記しますが、糖質に適する英単語はなく、「carbohydrate」や「sugar」がよく使われています。

(2) 炭水化物（糖質）の種類

炭水化物を分類すると、その構成分子の数により、単糖類、少糖類（オリゴ糖、p.97）、多糖類に分類することができます。

●単糖類とは

単糖は、炭水化物（糖質）の最小単位で、消化酵素によってこれ以上分解されない物質です。また、糖質の代謝の中心であるエネルギー産生も、単糖類が主役となって行われます。

分子内の炭素原子（化学記号は "C"）の数によって、単糖は、三炭糖、四炭糖、五炭糖、六炭糖、あるいは七炭糖などに区別することができます。栄養素として重要なものはおもに六炭糖（ヘキソース）で、六炭糖は食品中に多く含まれています。中でも、特に重要なのはブドウ糖（グルコース）で、体内におけるエネルギー産生の主役です。五炭糖のリボースは、核酸や酵素の成分です。単糖類の構造式を図 3.2 に示しました。

図3.2　単糖類の構造式

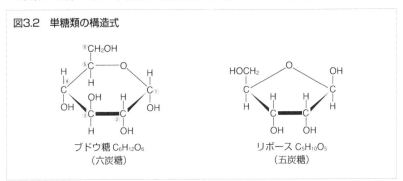

ブドウ糖 $C_6H_{12}O_6$
（六炭糖）

リボース $C_5H_{10}O_5$
（五炭糖）

●単糖類のいろいろ

ブドウ糖（グルコース、glucose）：すべての炭水化物（糖質）の中で、化学的にも生理学的にも最も重要な単糖です。ブドウ、オレンジ、リンゴなどの果物や野菜に少量含まれています。

ブドウ糖は、エネルギー源として最も重要な栄養素です。そのために動物の血液中にも含まれており、ヒトの血液中では常に約 0.1％程度存在します。脳の唯一のエネルギー源といわれています。食品中に多く含まれる多糖類のデンプンは、ブドウ糖が多数結合した物質です。

果糖（フルクトース、fructose）：糖類の中で最も甘味の強い糖で、果物、

蜂蜜に多く含まれています。二糖類のショ糖の構成成分の1つです。果糖は吸収された後、肝臓でブドウ糖に変換されて、エネルギー源として利用されます。

ガラクトース（galactose）：天然にはガラクトース単独で存在することはありませんが、ブドウ糖と結合して、二糖類の乳糖となって乳汁中に含まれています。また、動物の脳組織中には脂質と結合した形で存在します。乳児の脳の発達に必要な成分といわれています。ガラクトースも吸収された後、肝臓でブドウ糖に変換されてエネルギー源として利用されます。

●少糖類とは

単糖類が2〜10個程度結合したのが少糖類であり、結合している単糖類の数によって、二糖類（図3.3）、三糖類、四糖類などがあります。栄養学的に重要なのは、二糖類の麦芽糖、ショ糖、乳糖です。

図3.3　二糖類の構造式（ショ糖）

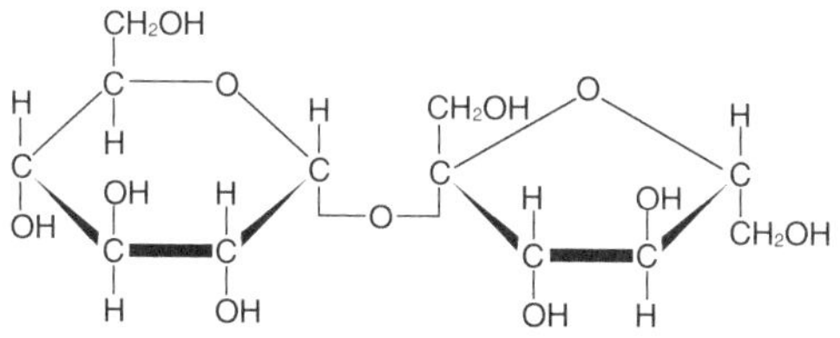

●少糖類のいろいろ（表3.1）

麦芽糖（マルトース、maltose）：ブドウ糖2分子が結合した二糖類で、水飴の甘味の主成分です。多糖類のデンプンが消化される過程で生成される中間物質でもあります。

ショ糖（スクロース、sucrose、図3.3）：ショ糖は砂糖の主成分で、ブドウ糖1分子と果糖1分子が結合しています。ブドウ糖や果糖とともに、果物や野菜に含まれます。とくにサトウキビの茎やテンサイ（さとうだいこん）の根に多く含まれています。市販の砂糖は、このサトウキビの茎やテンサイの根を搾汁し、精製して作られています。

生活水準が高くなるにしたがい、ショ糖の消費量が増加し、むし歯や肥満などの弊害がもたらされ、過剰摂取にならないよう注意が必要とされています。

表3.1 おもな少糖類

	種類	構成成分	含む食品
二糖類	麦芽糖 ショ糖 乳糖	ブドウ糖＋ブドウ糖 ブドウ糖＋果糖 ブドウ糖＋ガラクトース	水あめ サトウキビの茎、テンサイの根 人乳（7％）、牛乳（4.5％）
三糖類	ラフィノース	ブドウ糖＋果糖＋ガラクトース	テンサイ、大豆、綿実
四糖類	スタキオース スコロドース	ブドウ糖＋果糖＋ガラクトース＋ガラクトース	豆類 にんにく、らっきょう

　乳糖（ラクトース、lactose）：ブドウ糖1分子とガラクトース1分子が結合しています。哺乳動物の乳汁に含まれ、母乳では約7％、牛乳では約4.5％含まれます。天然には、乳汁以外の食物中には存在しません。

　乳糖には他の糖類にはない生理作用があり、腸管でのカルシウムや鉄の吸収を促進したり、腸の蠕動運動を促進する作用があります。通常、哺乳動物は離乳すると乳糖を消化する消化酵素（ラクターゼ）を消失しますが、ヒトのように成人になっても食品として牛乳を飲み続けていると、ラクターゼは分泌され続けます。なお、このラクターゼの分泌量が少なかったり、活性が弱かったりして、乳糖が十分分解されない状態が、乳糖不耐症です。

今年入ってきた新人が、
牛乳を飲むとお腹がゴロゴロするって
言っていたなあ

康子「さてと、お父さん、食後に何か飲む？」
健太「僕はもういいよ」
花梨「お母さん、私、紅茶飲みたい。そういえば、紅茶には、グラニュー糖を入れるよね。あのサラサラしたもの。どうして普通のお砂糖じゃないんだろう？？」
康子「グラニュー糖のほうが、味が淡白だからかしら」

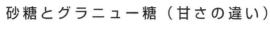

砂糖とグラニュー糖（甘さの違い）

　一般に、家庭でよく使う砂糖は、上白糖です。上白糖はショ糖のほかに、転化糖と呼ばれる混合糖（ショ糖がブドウ糖と果糖に分解されたもの）が2〜3％含まれます。一方、グラニュー糖はほとんどすべてがショ糖です。一般的に、転化糖はショ糖より甘いので、砂糖（上白糖）とグラニュー糖をなめ比べると、砂糖のほうが強く甘味を感じます。

食品の成分

炭水化物の定義と分類

　「日本人の食事摂取基準（2015年版）」では、炭水化物の定義と分類を以下のように扱っています。"炭水化物（carbohydrate）"とは、組成式 $C_m(H_2O)_n$ からなる化合物で、最小単位の単糖あるいはその重合体。化学的な特徴である「単糖がいくつ結合しているかの重合度」で分類すると、

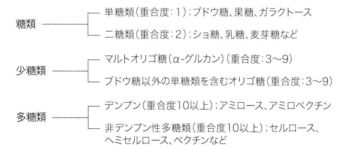

に分けられる」としています。

　また、生理学的分類では、ヒトの消化酵素で消化できる易消化性炭水化物、消化できない難消化性炭水化物に分類できる、としています。（食物繊維　p.88〜も参照）。

●多糖類とは

　単糖類が多数結合した高分子化合物が多糖類で、多くの種類があります（表3.2）。糖質の概念に含まれる多糖類は、デンプン、デキストリン、グリコーゲンです。ほかは、難消化性多糖に分類されます。

●多糖類のいろいろ

　デンプン（starch）：最も重要なエネルギー源です。世界のほとんどの

表3.2　おもな多糖類

種類	所在
デンプン（スターチ）	穀類、いも類
デキストリン	あめ（デンプンの加水分解の中間産物）
グリコーゲン	肝臓や筋肉中（動物の貯蔵炭水化物）
難消化性多糖（食物繊維） 　セルロース 　ペクチン 　寒天 　グルコマンナン	 植物細胞の細胞壁 果実、果皮 海藻類 こんにゃく

図3.4　デンプン（アミロースとアミロペクチンの構造）

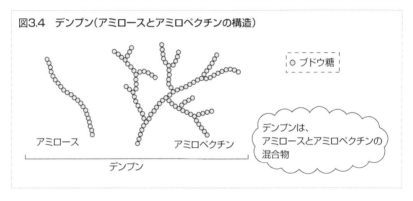

国で主食として食されています。デンプンは、穀類、いも類、豆類などの植物中に、その貯蔵エネルギーとして蓄えられています。デンプンは、ブドウ糖の結合の仕方が異なるアミロースとアミロペクチンの混合物です（図 3.4）。結合しているブドウ糖の数は、それぞれ数百〜数千と多数です。アミロースとアミロペクチンの混合割合は、食品によって異なりますが、平均的にはアミロースが 20％程度、アミロペクチンが 80％程度です。

　デキストリン：デンプンを加水分解して得られる中間生成物で、さまざまな大きさがあります。デンプンよりも消化性に優れる一方、消化された後に吸収されるので、急激な血糖上昇を起こしません。そのため、スポーツ中の持続的なエネルギー補給に利用するなど、近年注目されており、加工食品に比較的よく含まれています。

デンプンも老化する？

デンプンは、そのままの生の状態では食べてもまずく、水にもなじまないためあまり消化されません。したがって、通常は水を加えて加熱し、吸水させて軟らかくしてから食べています。加熱することで、デンプンの結晶構造は崩れ、デンプン分子の間に水分子が入り込みます。すると、消化酵素の働きを受けやすくなり、同時に味も良くなります。このことをデンプンの糊化あるいは α 化といい、このようなデンプンを α デンプンと呼びます。

これに対して加熱前の生のデンプンを β デンプンといいます。いったん α 化させたデンプンもそのまま放置すると、徐々に生のデンプンに近い状態に戻ってしまいます。このことをデンプンの老化といいます。また、α 化したデンプンを急速に脱水すると、α デンプンの状態が保たれます。これを利用したのが、インスタントラーメン、煎餅、ビスケットなどです。

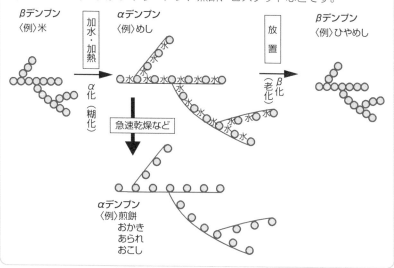

グリコーゲン：動物の肝臓および筋肉中に存在する多糖類で、デンプン同様にブドウ糖が多数結合したものです。グリコーゲンは、食物中の糖質が消化され単糖類となって吸収された後、血液を通って肝臓や筋肉に運ばれ、そこで合成されて作られます。動物にとってのエネルギー貯蔵方法の1つといえます。おもに肝グリコーゲンは、必要に応じて分解されブドウ

45

糖となり、血液中に放出されエネルギー生産に利用されます（血糖の維持）。筋グリコーゲンは、筋運動のエネルギー源として利用されます。

★その他の多糖類については、「6.1 食物繊維（p.88）」で解説します。

> ### COLUMN　筋グリコーゲン
>
> 　筋グリコーゲンとは、筋肉中のグリコーゲンのことです。筋グリコーゲン量の減少や血糖値の低下により、疲労が生じることが知られています。また、筋および肝臓のグリコーゲンレベルは、筋力の持久性の決定要因の１つであり、運動パフォーマンスに大きな影響を及ぼします。グリコーゲンの組織貯蔵率は、肝臓で２〜８％、筋肉で0.5〜１％です。全身の総貯蔵量で比べると、筋肉は300〜400ｇで、肝臓よりはるかに多い量になります。

（3）糖質の消化吸収と体内利用

　消化とは、食べ物という大きな分子を分解して、吸収（体内に取り込むこと）できる小さな分子にすることをいいます。噛むことは「物理的消化」で、消化酵素による分解は「化学的消化」です。

　①摂取した食物は、まず口腔内で咀嚼され唾液と混和されます。食物中のデンプンは、唾液中の消化酵素（唾液アミラーゼ）の作用を受けて、少し分解されます。

　②その後、食道・胃を通過し、小腸に移動したデンプンは、膵液から出されるアミラーゼによってさらに消化され、順次小さな分子へと分解されて二糖類の麦芽糖となります。

　③摂取した食物中の他の二糖類は、小腸にて麦芽糖とともに消化の最終段階である膜消化*が行われ、それぞれ単糖類に分解されます。そして分解されると同時に腸管壁の毛細血管に吸収されます（図 3.5）。

　　*　膜消化：分解されると同時に、腸管壁の毛細血管へ取り込まれること（消化・吸収の連携プレーが行われる）。

　④毛細血管で吸収され、体内に入った単糖は血流にのって肝臓へ運ばれ、そこですべてブドウ糖に変換されます。

　⑤その後ブドウ糖は、血液によって体のすみずみまで運ばれ、エネルギー源（4 kcal/g）として利用されたり（図 3.6）、肝臓や筋肉でエネルギー

図3.5　糖質の消化・吸収・代謝

（ ✂ は消化酵素）

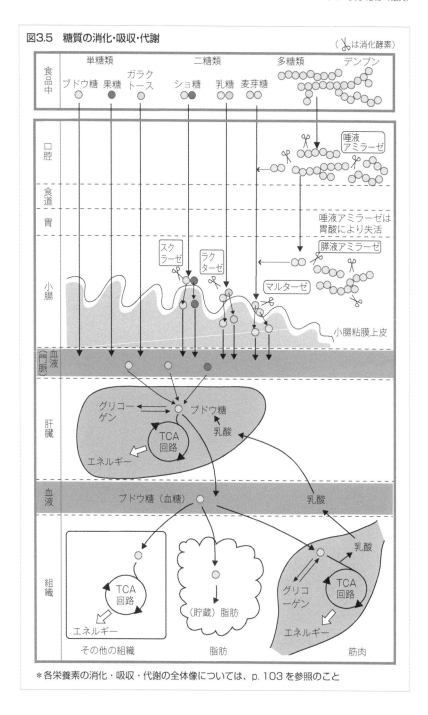

*各栄養素の消化・吸収・代謝の全体像については、p.103 を参照のこと

貯蔵体であるグリコーゲンに変換され蓄えられたりします。また、利用されなかった余分のブドウ糖からは、エネルギー源の貯蔵方法として最も優れた物質である脂肪が合成され、貯蔵脂肪となって蓄積されます。

図3.6　ブドウ糖からエネルギーを取り出すしくみ

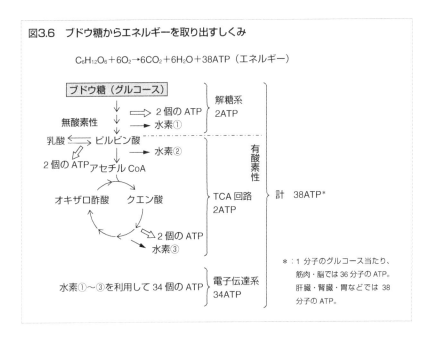

$$C_6H_{12}O_6 + 6O_2 \rightarrow 6CO_2 + 6H_2O + 38ATP（エネルギー）$$

ブドウ糖（グルコース）

無酸素性　　　解糖系
2個の ATP　2ATP
水素①

乳酸 ⇄ ピルビン酸
水素②
2個の ATP　アセチル CoA
有酸素性

オキザロ酢酸　クエン酸　TCA 回路　計　38ATP*
2ATP
2個の ATP
水素③

＊：1分子のグルコース当たり、筋肉・脳では 36 分子の ATP。肝臓・腎臓・胃などでは 38 分子の ATP。

水素①〜③を利用して 34 個の ATP　電子伝達系
34ATP

COLUMN　エネルギー

　ヒトにとってエネルギーとは、生命維持活動（呼吸、消化、吸収など）や生活活動（歩く、走る、話す、考えるなど）を行うための力（原動力）です。エネルギー量の単位は kcal（キロカロリー：通称カロリー）または kJ（キロジュール）が用いられます（1 kcal ＝ 4.18 kJ）。

　このエネルギーは、食品の摂取によって取り込まれる糖質（米、小麦などに含まれる）・脂質（油類）・たんぱく質（肉魚卵など）から作られます。食べ過ぎによるエネルギー過剰摂取や、運動不足などによるエネルギー消費不足の状態においては、エネルギーは体内で脂肪となって蓄えられ、肥満の原因になります。

血糖値の調節

　ブドウ糖は、エネルギー産生の場で極めて重要な物質です。そのために、各組織で消費されたブドウ糖をすぐに補えるように、血液中には常に一定量のブドウ糖が含まれるように調節されています。血液中に存在するブドウ糖のことを血糖、その値を血糖値といい、正常値は血液の約 0.1％で、空腹時で 80 ～ 100 mg/dL です。

　血糖値が正常より高くなると、インスリンというホルモンが働いて、ブドウ糖からのグリコーゲン合成や脂肪合成を促進したり、代謝によるブドウ糖の消費を増大させ、血糖値が下がります。

　また、血糖値が正常値より低くなった場合は、グルカゴン、アドレナリンなどによって肝臓グリコーゲンの分解などを促進し、血糖値を上昇させます。このようにして血糖値は常に一定に保たれています。

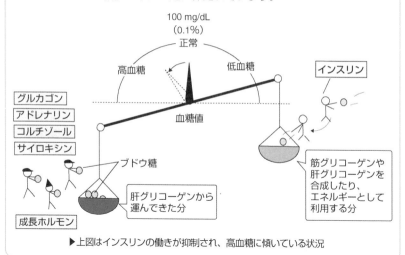

▶上図はインスリンの働きが抑制され、高血糖に傾いている状況

食品の成分

3.3 脂質

（1）脂質の種類

　脂質とは、水に溶けず、エーテルなどの有機溶媒に溶ける物質の総称であり、分子内に脂肪酸を含んでいます。脂質を構成する元素は、炭素(C)、水素(H)、酸素(O) です。その基本構造は、図3.7 に示すとおりで、グリセリンと脂肪酸が結合しています。

　脂質にはさまざまな種類があり、多くの動植物の生体成分となっています。

　脂質は単純脂質、複合脂質、誘導脂質に分類されます（表3.3）。食品中に含まれている脂質のほとんどは、単純脂質の中性脂肪（油脂）で、栄養上極めて重要です。リン脂質やステロール類は、種子内や動物の皮下、脳、神経などに存在しており、細胞膜の構成成分として、あるいはホルモンとして生体機能調節において重要な役割を果たしています。

いわゆる「脂肪」とは中性脂肪のことです。
脂肪は脂質の一種であり、脂肪＝脂質ではありません

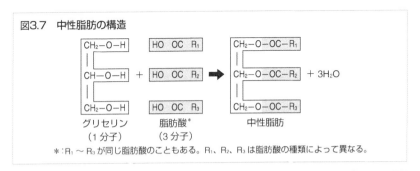

図3.7　中性脂肪の構造

グリセリン（1分子）　＋　脂肪酸*（3分子）　→　中性脂肪　＋ $3H_2O$

＊：$R_1 \sim R_3$ が同じ脂肪酸のこともある。R_1、R_2、R_3 は脂肪酸の種類によって異なる。

豆知識 ● ［脂質（脂肪）の多い食品］食品中の脂質はおもに中性脂肪（油脂）です。代表的食品はサラダ油、バター、マヨネーズで、肉類、青皮の魚の秋刀魚（さんま）、鰯（いわし）、鯖（さば）などにも多く含まれます。細胞膜の成分やホルモンの材料となるリン脂質やステロール類は、ナッツ類や肉類の油に比較的多く含まれます。

表3.3　おもな脂質

分類	種類	構造	例
単純脂質	中性脂肪（油脂）	脂肪酸＋グリセリン	天然油脂
複合脂質	リン脂質	脂肪酸＋グリセリン＋リン酸 脂肪酸＋グリセリン＋有機塩基酸	細胞膜、レシチン（卵黄、大豆） ケファリン
	糖脂質	脂肪酸＋グリセリン＋単糖類	フレノシン(脳)ヒドロキシ脂肪酸 ケラシン（脳）直鎖脂肪酸
誘導脂質	脂肪酸	（脂肪を構成）	オレイン酸 リノール酸など
	ステロール		コレステロール（卵黄） 胆汁酸 性ホルモンなど
	カロテノイド	（植物中の色素）	カロテン キサントフィルなど

（2）脂肪酸の種類

　脂質中には必ず脂肪酸が含まれています（図 3.7 参照）。脂質を構成しているおもな脂肪酸を表3.4 に示しました。

●飽和脂肪酸と不飽和脂肪酸

　脂肪酸には飽和脂肪酸と一価（単価）不飽和脂肪酸、多価不飽和脂肪酸があります。これは、脂肪酸を構成している炭素原子の結合の仕方の違いから分けられています（図 3.8）。

　飽和脂肪酸は動物性の脂質に多く含まれており、不飽和脂肪酸は植物性および魚類の脂質に多く含まれています。飽和脂肪酸、一価不飽和脂肪酸、多価不飽和脂肪酸の摂取比率は、3：4：3が望ましいとされています。

●多価不飽和脂肪酸

　多価不飽和脂肪酸は、n-6 系脂肪酸（リノール酸、アラキドン酸ほか）、

豆知識　［脂物がおいしいわけ］油脂には、味も匂いもありません。にもかかわらず脂物がおいしいのはなぜでしょう？　脂にとっての味に相当するものは、脂を摂取することによる脳の興奮だという説があります。オレイン酸、リノール酸、α-リノレン酸などの長鎖脂肪酸を舌で認識し、その信号が脳に伝わり、β-エンドルフィンやドーパミンが出て、もっと食べたいという欲求を起こし、それが執着を起こしていると考えられています。

表3.4　おもな脂肪酸

分類	名称（　）は脂肪酸の略記法（C炭素数：二重結合数）で表す	炭素数	二重結合数	所在
飽和脂肪酸	酪酸（C4：0）	4	0	バター
	ラウリン酸（C12：0）	12	0	バター、パーム油
	ミリスチン酸（C14：0）	14	0	動・植物油
	パルミチン酸（C16：0）	16	0	動・植物油
	ステアリン酸（C18：0）	18	0	動・植物油
一価不飽和脂肪酸	オレイン酸（C18：1 n-9）	18	1	動・植物油
	ドコセン酸（C22：1）	22	1	なたね油
多価不飽和脂肪酸（高度不飽和脂肪酸）	リノール酸（C18：2 n-6）	18	2	動・植物油
	α-リノレン酸（C18：3 n-3）	18	3	大豆油
	アラキドン酸（C20：4 n-6）	20	4	卵黄、肝油
	イコサペンタエン酸（IPA）（C20：5 n-3）	20	5	魚油
	ドコサヘキサエン酸（DHA）（C22：6 n-3）	22	6	魚油

二重結合の数によって、飽和脂肪酸、一価不飽和脂肪酸、多価不飽和脂肪酸に分かれるのか。
それと、炭素の数は２の倍数だなあ

図3.8　脂肪酸の基本構造

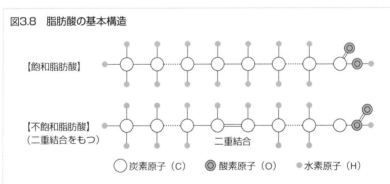

【飽和脂肪酸】

【不飽和脂肪酸】
（二重結合をもつ）　　　　　　　　　　　　　二重結合

○ 炭素原子（C）　　◎ 酸素原子（O）　　● 水素原子（H）

▶飽和脂肪酸は、脂肪酸中の炭素原子すべてが、隣り合った炭素原子と互いに片手で手をつなぎあっている脂肪酸で、分子構造内に二重結合はありません。
▶一方、不飽和脂肪酸は、脂肪酸中の炭素原子の一部が互いに両手で手をつなぎあっている（二重結合している）脂肪酸で、二重結合の数は脂肪酸によって異なります。
一価不飽和脂肪酸は、炭素の二重結合が１ヵ所だけあり、多価不飽和脂肪酸には炭素の二重結合が２ヵ所以上あります。

n-3 系脂肪酸（α-リノレン酸、イコサペンタエン酸、ドコサヘキサエン酸ほか）などに分類することができます。n-3 系脂肪酸、n-6 系脂肪酸から体内で合成される生理活性物質は異なり、両者とも健康の維持に重要です。摂取する割合は、n-3 系脂肪酸：n-6 系脂肪酸が 1：4 〜 5 が望ましいとされています（図 3.9）。

●必須脂肪酸

　不飽和脂肪酸のうち、動物の成長に欠くことができず、生体内でホルモン様の重要な生理活性を持っている不飽和脂肪酸を必須脂肪酸といいま

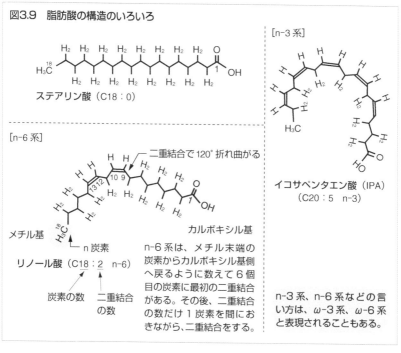

図3.9　脂肪酸の構造のいろいろ

[n-3 系]

ステアリン酸（C18：0）

[n-6 系]

二重結合で120°折れ曲がる

メチル基　　　　　　　　　カルボキシル基

n 炭素

リノール酸（C18：2　n-6）

炭素の数　二重結合の数

n-6 系は、メチル末端の炭素からカルボキシル基側へ戻るように数えて 6 個目の炭素に最初の二重結合がある。その後、二重結合の数だけ 1 炭素を間におきながら、二重結合をする。

イコサペンタエン酸（IPA）（C20：5　n-3）

n-3 系、n-6 系などの言い方は、ω-3 系、ω-6 系と表現されることもある。

ちょっとむずかしい……
n-3 とか n-6 って何？

図 3.9 を見てね

豆知識 ◉ ［体脂肪とエネルギー産生］体脂肪からエネルギーを取り出すためには、さまざまな反応が必須で、その反応のためにもエネルギーが消費されることから、体脂肪 1 g から得られる実際のエネルギー量は約 7 kcal となります。

す。これらは体内でまったく合成されないか、合成できても十分量を合成することができないため、摂取が不足するとさまざまな障害が起こります。必須脂肪酸は、リノール酸と α-リノレン酸です。摂取割合は、リノール酸：α-リノレン酸＝4：1が目安となります。

　リノール酸からアラキドン酸が、α-リノレン酸からイコサペンタエン酸（IPA または EPA）、ドコサヘキサエン酸（DHA）が、作られます。これらは、いずれも主要な生理活性を有しています。

脂肪酸の融点

　一般に脂肪酸の融点は、脂肪酸内の炭素の数が増えるにしたがって高くなり、炭素の数が同じ場合には二重結合が多くなるほど低くなります。炭素の数が10個以上の飽和脂肪酸は、融点が高いため室温では固形状となります（融点が高いほど、液体になりにくい）。不飽和脂肪酸は、一般に融点が低く室温では液状です。

　油脂の種類によって融点がそれぞれ異なるのは、油脂に含まれている脂肪酸の種類が異なるためです。

常温で固形の油と、液体の油

COLUMN　トランス脂肪酸

　マーガリンなどを作る場合、液状の不飽和脂肪酸を固形化するために水素添加を施し飽和脂肪酸に変えています。その過程で発生する物質が「トランス脂肪酸」です。天然にはほとんど存在しません。トランス型の脂肪酸は体内で代謝されにくいことがわかっています。悪玉コレステロールを増加させ心臓病のリスクを高めたり、ぜんそく、アレルギー性鼻炎、アトピー性皮膚炎を引き起こす可能性があるなどの害が知られています。そのため、できるだけ摂取量を少なくするよう喚起されています。トランス脂肪酸は、マーガリン、植物油、クッキー、油であげたスナック菓子などに比較的多く含まれます。

(3) 脂肪の消化吸収と体内利用

①脂肪の消化は胃で始まります。脂肪は消化酵素の胃リパーゼによって少し分解され、少し小さな脂肪分子となって小腸へ移動します。

②小腸上部では胆嚢から分泌される胆汁と混和され、脂肪は消化酵素の作用を受けやすくなります。

③そして膵液中の脂肪分解酵素のステアプシン（膵液リパーゼ）によって分解され、グリセリンと脂肪酸に分かれます。

④グリセリン、脂肪酸は、コレステロール、胆汁と一緒になって団子状のミセルと呼ばれる塊を作り小腸内を移動します。ミセルは小腸粘膜にぶつかると壊されて、グリセリン、脂肪酸が吸収されます。

⑤吸収されたグリセリン、脂肪酸は、再び中性脂肪を合成し、コレステロールやリン脂質と結合しリポたんぱく質となって食物由来の中性脂肪や体内で合成した中性脂肪を運搬したり（カイロミクロン、VLDL）、肝臓からコレステロールを全身に運び分配したり（LDL：いわゆる悪玉コレステロール）、末梢組織で不要あるいは余分となったコレステロールを回収したりしています（HDL：いわゆる善玉コレステロール）。⑥また、一部の脂肪酸とグリセリンは吸収された後、肝臓に運ばれ、他の物質に変換されてエネルギー源（9 kcal/g）として利用されます。

さらに、肝臓および小腸ではコレステロール合成に利用されます。コレステロールは、胆汁酸合成、性ホルモン合成、ビタミンD合成、細胞膜構成材料に利用されるなど、生体にとって極めて重要な物質です。

コレステロールと動脈硬化

血液中には常に約150〜200 mg/dL のコレステロールが含まれています。しかし、この血液中の濃度が上昇し、その高い状態が続くと、コレステロールが動脈壁に侵入・沈着して動脈硬化の原因となります。コレステロールの多い食品はうなぎ、いか、魚卵などです。血中コレステロールが高い場合、その改善には、腸におけるコレステロール吸収を抑制する食物繊維（p.88）が効果的です。

図3.10 脂肪の消化・吸収・代謝

（ ✂ は消化酵素）

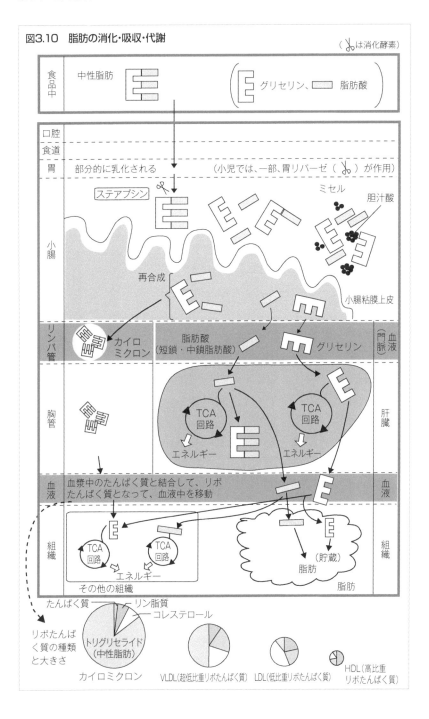

3.4 たんぱく質

（1）たんぱく質とは

　ヒトをはじめとする動物の体を構成しているおもな物質が、たんぱく質です。たんぱく質を構成する元素は、炭素（C）、水素（H）、酸素（O）のほか、窒素（N）と少量の硫黄（S）です。たんぱく質は、約20種類のアミノ酸がさまざまな組み合わせや、配列で、ペプチド結合した高分子物質です（図3.11）。

　たんぱく質を多く含む代表的な食品は、牛肉、豚肉、鳥肉などの肉類、魚介類、卵、牛乳・乳製品や大豆製品です。

（2）たんぱく質を構成するアミノ酸

　ヒトのたんぱく質を構成するアミノ酸は約20種類です（図3.12）。この20種類のアミノ酸すべてに、図3.11の基本構造があります。アミノ酸は、必須アミノ酸と非必須アミノ酸に分類することができますが、必須アミノ酸とは、ヒトの体内では合成することのできない、または合成できても十分量を合成することができないアミノ酸のことで、9種類（成人）あります。

　また、20種類のアミノ酸はそれぞれ異なった性質を持っており、なかには甘味、苦味、旨味などの特有の味を持つものがあり、食品の味を決める要素になっています。

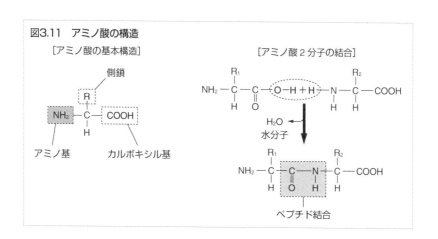

図3.11　アミノ酸の構造

図3.12　生体に含まれるアミノ酸の化学式

グリシン （Gly） $\overset{H}{\underset{}{H_2N-CH-COOH}}$	アラニン （Ala） $\overset{CH_3}{\underset{}{H_2N-CH-COOH}}$	バリン* （Val） $\overset{CH_3}{\overset{CH-CH_3}{H_2N-CH-COOH}}$	ロイシン* （Leu） CH_3 $CH-CH_3$ CH_2 $H_2N-CH-COOH$
イソロイシン* （Ile） CH_3 CH_2 $CH-CH_3$ $H_2N-CH-COOH$	セリン （Ser） OH CH_2 $H_2N-CH-COOH$	プロリン （Pro） CH_2 $CH_2\quad CH_2$ $NH-CH-COOH$	トレオニン* （Thr） CH_3 $CH-OH$ $H_2N-CH-COOH$
アスパラギン酸 （Asp） COOH CH_2 $H_2N-CH-COOH$	アスパラギン （Asn） NH_2 $C=O$ CH_2 $H_2N-CH-COOH$	グルタミン酸 （Glu） COOH CH_2 CH_2 $H_2N-CH-COOH$	グルタミン （Gln） NH_2 $C=O$ CH_2 CH_2 $H_2N-CH-COOH$
ヒスチジン* （His） CH HN　N $C=CH$ CH_2 $H_2N-CH-COOH$	リシン（リジン）* （Lys） NH_2 CH_2 CH_2 CH_2 CH_2 $H_2N-CH-COOH$	システイン （Cys） SH CH_2 $H_2N-CH-COOH$	アルギニン （Arg） $H_2N\diagdown_C\diagup^{NH}$ NH CH_2 CH_2 CH_2 $H_2N-CH-COOH$
メチオニン* （Met） CH_3 S CH_2 CH_2 $H_2N-CH-COOH$	フェニル アラニン* （Phe） H $H\diagdown_C\diagdown^C\diagup C\diagup H$ $H\diagup^C\diagup_C\diagdown_C\diagdown H$ CH_2 $H_2N-CH-COOH$	チロシン （Tyr） OH $H\diagdown_C\diagdown^C\diagup C\diagup H$ $H\diagup^C\diagup_C\diagdown_C\diagdown H$ CH_2 $H_2N-CH-COOH$	トリプトファン* （Trp） H　　H $C-C$ $H-C\quad\quad C-H$ $C\diagup^{NH}$ $C=C\diagdown H$ CH_2 $H_2N-CH-COOH$

は側鎖を表す。側鎖はアミノ酸の個性を示す。 ＊はヒトの必須アミノ酸

必須脂肪酸の次は、必須
アミノ酸か……

(3) たんぱく質の種類

たんぱく質は、それぞれ独自の立体構造を持っています（図3.13）。その形状によって「球状たんぱく質」（[例] ヘモグロビン、アルブミン、グロブリン）と「繊維状たんぱく質」（[例] コラーゲン、エラスチン、ケラチン）に分類することができます。

また、たんぱく質を構成している成分によって、アミノ酸のみから構成されている「単純たんぱく質」、単純たんぱく質に非たんぱく質化合物が結合している「複合たんぱく質」と、天然のたんぱく質が変性したものや、酵素や酸によって部分的に加水分解された「誘導たんぱく質」に分類することもできます。このほか、表3.5 に示すようにたんぱく質の機能によって分類する方法もあります。

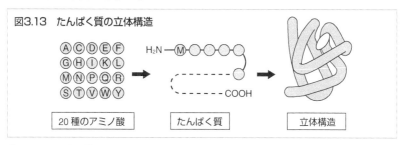

図3.13　たんぱく質の立体構造

20種のアミノ酸　　たんぱく質　　立体構造

表3.5　たんぱく質の機能による分類

分類	機能	所在
構造たんぱく質	動物の体、組織をつくる	毛（ケラチン）、骨（コラーゲン）、筋肉（ミオシン）、軟骨（エラスチン）
貯蔵たんぱく質	栄養源となる	牛乳（カゼイン）、卵（オボアルブミン）、大豆（グロブリン）、小麦（グルテニン）、とうもろこし（ツェイン）
酵素	生体物質の合成反応 生体物質の分解反応	消化液（アミラーゼ、プロテアーゼ、リパーゼ）
輸送たんぱく質	物質の輸送	血液（ヘモグロビン（O_2、CO_2 の運搬）、リポたんぱく質（脂質）、トランスフェリン（鉄））
防御性たんぱく質	生体の防御	血液（抗体グロブリン）、血液凝固（フィブリノーゲン）
核たんぱく質	遺伝の調節	染色体（ヒスタミン）、精子（プロタミン）
ホルモン	代謝の調節	膵臓（インスリン、グルカゴン）

食品の成分

COLUMN　うま味

　うま味はたんぱく質の存在を知らせています。うま味の正体はアミノ酸で、その代表はかつお節や煮干しに含まれるイノシン酸、昆布や味噌、醤油に含まれるグルタミン酸、貝類や日本酒に含まれるコハク酸、干ししいたけのグアニル酸です。イノシン酸とグルタミン酸は味の相乗効果でうま味が増強されます（かつお節と昆布の混合だし）。また、うま味成分に少量の塩味を加えると、うま味が増します。

（4）たんぱく質の消化吸収と体内利用

　①たんぱく質の消化は胃で始まります。胃酸によってたんぱく質は変性（球状構造が長くほぐれるなど）し、消化酵素の働きを受けやすくなります。そしてたんぱく質分解酵素のペプシンによって荒く切断されます。

　②その後、小腸上部に送り出されると、膵臓から分泌されるトリプシン、キモトリプシンや小腸から分泌されるカルボキシペプチダーゼによってさらに細かく切られ、アミノ酸が数個結合しているペプチドとなります。

　③ペプチドは小腸粘膜へ移動し、アミノペプチダーゼ、ジペプチダーゼなどによって膜消化され、１つ１つのアミノ酸に分かれます。それと同時にアミノ酸は毛細血管へ吸収されます。

　④吸収されたアミノ酸は血流にのって肝臓へ運ばれます。肝臓では、一部、肝組織となって貯蔵されます。その他は、血中に放出され各組織で組織たんぱく質や酵素、ホルモン、免疫抗体の合成に利用されます。各組織では、常に古い組織たんぱく質と新しい組織たんぱく質の入れ替えが行われているのです。

　⑤さらに、組織たんぱく質合成に利用されなかったアミノ酸はエネルギー源（4 kcal/g）として利用されます。この時、生体にとって有害なアンモニアができますが、肝臓にある尿素回路によって無害な尿素に作り変えられ、血液を循環し腎臓から尿中に排泄されます（図3.14）。

　ヒトの消化管は、たんぱく質によって構成されていますが、消化管の表面は糖たんぱく質を主成分とする物質に覆われており、消化酵素の作用を受けないようになっています

豆知識●［アミノ酸の吸収］なお、近年、アミノ酸が数個つらなったペプチドも吸収されることがわかってきました。

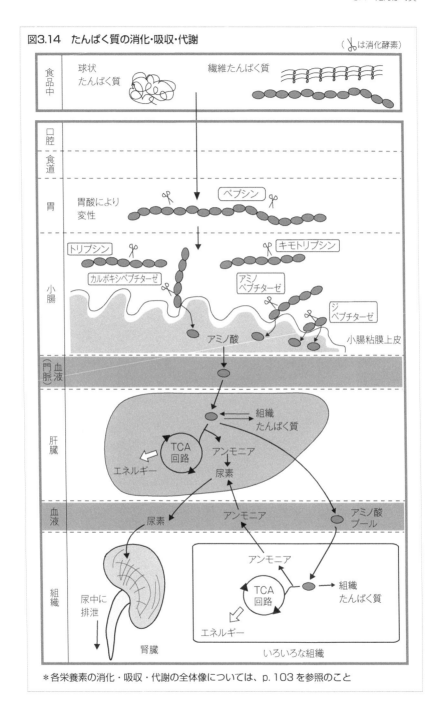

図3.14 たんぱく質の消化・吸収・代謝 （✂は消化酵素）

*各栄養素の消化・吸収・代謝の全体像については、p.103を参照のこと

食品の成分

> **COLUMN　アミノ酸プール**
>
> 　各組織では、常に古い組織たんぱく質と新しい組織たんぱく質の入れ替え
> が行われており、体内には古い組織たんぱく質を分解して得られたアミノ酸
> と、小腸で吸収された食事由来のアミノ酸が混ざって存在します。これをア
> ミノ酸プールといい、必要に応じてこのアミノ酸を利用して、組織たんぱく
> 質の合成や他の化合物の合成を行っています。ただし、プールといっても、
> どこか一所に貯えられていたり、多量に貯えられるわけではありません。血
> 中や組織液中に少量あって、次なる出番を待っているアミノ酸といえます。

（5）たんぱく質の栄養価
●必須アミノ酸

　各食品に含まれているたんぱく質の種類はそれぞれ異なり、アミノ酸の
組成も異なります。アミノ酸のうち、必須アミノ酸は体内で合成すること
ができない、あるいは合成速度が遅く、体に必要な量を十分に充たすこと
ができないので、必ず食品から摂取しなければなりません。そのため、必
須アミノ酸の含まれている量とバランスによって、たんぱく質の栄養価が
異なります。たんぱく質の栄養価は、すべての必須アミノ酸を最低必要量
以上含んでいるか、さらに必須アミノ酸どうしの量的バランスがよいかに
よって決められます。

　図3.15は、その例を示していますが、必要量に満たない必須アミノ酸
があると、十分量ある必須アミノ酸が複数あったとしても、その最も少な
い量のアミノ酸までの効力しか発揮できないのです。

●動物性たんぱく質と植物性たんぱく質

　一般に動物性たんぱく質の栄養価は高く、植物性たんぱく質（大豆たん
ぱく質を除く）の栄養価は低いことが知られています。一般的に、動物性

豆知識　[たんぱく質の寿命]　体内のたんぱく質は常に作り替えられています。たんぱ
く質の種類によってその速度は異なります。たとえば、赤血球は約120日、リンパ球は
2〜3日、肝臓のたんぱく質は約12日、骨では約120日、筋では約80日、眼の水晶体
ではヒトの寿命より長いといわれています。
　[たんぱく質と遺伝子]　それぞれの細胞の核には、私たちの体の情報すべてが詰め込ま
れています。それが遺伝子です。遺伝子が持つ遺伝情報によって、私たちの生命は維持
されています。遺伝情報はDNAに存在し、それが複写されてRNAが作られ、その情
報が翻訳されて、アミノ酸が並べられ、たんぱく質が作られていきます。

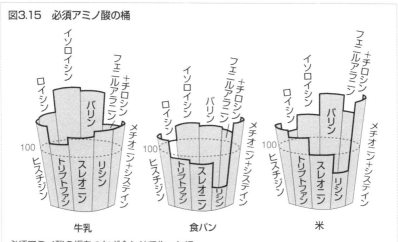

図3.15 必須アミノ酸の桶

必須アミノ酸の板をつなぎ合わせて作った桶。
"食パン（小麦）"や"米"は、リシンが最も少ないのでそこまでの量の水しかくめない。桶
の板が1枚でも短いと、くみ取れる水の量（栄養価）が少なくなってしまう。

（1985年 FAO/WHO/UNU 合同特別専門委員会報告より作成）

たんぱく質と植物性たんぱく質では、不足している必須アミノ酸が異なる
ので、動物性食品と植物性食品を組み合わせて食べることで、お互いの不
足している必須アミノ酸を補充することができます。

●アミノ酸補足効果

　日常の食生活におけるたんぱく質摂取を考えたとき、重要なことはその
質と量です。食品を組み合わせることで、それぞれの食品に含まれるアミ
ノ酸が集まって、互いに不足の必須アミノ酸を補い、全体でその効力を発
揮し、栄養価を総合的に高めることができるので、日常の食生活では食品
を上手に組み合わせることが重要です。このことを、アミノ酸補足効果（た
んぱく質補足効果）といいます（図 3.16）。

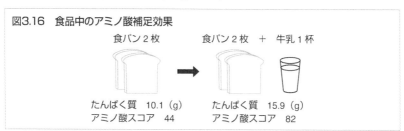

図3.16 食品中のアミノ酸補足効果

食パン2枚　　　　　食パン2枚　+　牛乳1杯

たんぱく質 10.1（g）　　たんぱく質 15.9（g）
アミノ酸スコア 44　　　アミノ酸スコア 82

たんぱく質の栄養価の評価法

　たんぱく質の栄養価の評価法には、さまざまな方法があります。生物学的評価法としては、体重の変化から求める**たんぱく効率**（PER）、**正味たんぱく比**（NPR）、窒素出納から求める**生物価**（BV）、**正味たんぱく利用率**（NPU）があります。

　また化学的評価法としては、たんぱく質のアミノ酸組成を求め、それぞれの必須アミノ酸の量から栄養価を決める**アミノ酸スコア**（AS）などがあります。アミノ酸スコアは、必須アミノ酸のうち、必須アミノ酸必要量に対して最も少ない量しか含まれていないアミノ酸を第一制限アミノ酸、次に少ないアミノ酸を第二制限アミノ酸として求められます。

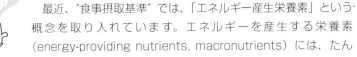

運動とたんぱく質の
摂取については
14章を読んでください

エネルギー産生栄養素

　最近、"食事摂取基準"では、「エネルギー産生栄養素」という概念を取り入れています。エネルギーを産生する栄養素（energy-providing nutrients, macronutrients）には、たんぱく質、脂質、炭水化物（アルコールを含む）があるとしています。この炭水化物の意味には、いわゆる食物繊維である難消化性炭水化物も含んで考えています。食物繊維の産生するエネルギー量は、ほかの炭水化物と比べると小さく、0〜2kcal/gと考えられています。これは、腸内細菌が食物繊維を分解した結果、その分解物の一部が吸収され、エネルギー源になるからです。通常エネルギー源とは考えない食物繊維ですが、この食物繊維由来のエネルギー量が多くはないので、簡便性から食物繊維を含んだ炭水化物をエネルギー産生栄養素としています。

　エネルギー産生栄養素という概念は、これまでP：F：C比と称されていた「総エネルギー摂取量当たりのたんぱく質由来のエネルギーの割合、脂質由来の割合、炭水化物由来の割合を示した、エネルギー摂取割合」を論じるにあたり、"エネルギー産生栄養素バランス"という考え方に基づいて、使われる考え方です。

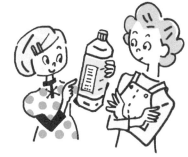

第4章

無機質（ミネラル）

花梨「お母さん、このスポーツドリンク、たんぱく質は 0 g だけど、カタカナ
　　　の成分がたくさん入っているね」

康子「ちょっと見せてみて。カリウムやナトリウム、鉄ね。スポーツドリンクは、
　　　運動で失われた汗のことなどを考えた成分になっているのね」

花梨「カリウムって、栄養素でいうと何に分類されるの？」

康子「無機質（ミネラル）よ」

花梨「無機質？　なんか冷たいイメージだね」

康子「体にとって大切な成分なのよ」

4.1　無機質（ミネラル）とは？

　無機質（ミネラル）は、生体の機能調節に必須の栄養素です。体にはほ
とんどすべての元素が存在します。人体を構成している主要元素は酸素
（O）、炭素（C）、水素（H）、窒素（N）ですが、それ以外のすべての元素が無
機質です。体の約 4% を占めています。

　代表的な無機質は、カルシウム（Ca）、リン（P）、硫黄（S）、カリウム（K）、
ナトリウム（Na）、塩素（Cl）、マグネシウム（Mg）、鉄（Fe）、亜鉛（Zn）、
銅（Cu）、コバルト（Co）、セレン（Se）、マンガン（Mn）です。それぞれの無
機質は、体内にごく微量ずつしか存在しませんが、さまざまな生理作用を
営んでいます（表 4.1）。これらは植物も動物も合成することができず、地

球上を循環しているだけです。ですから、ヒトが必要量の無機質を確保するためには、植物や動物に蓄えられたさまざまな無機質を食物として摂取して、体内に取り込まなければなりません。食品ごとに含まれている無機質の種類と量は異なるので、広範囲な食物を摂取し、種々の無機質を補給しなければならないのです。

表4.1　人体の構成元素

元　素	含有量（％）	元　素	含有量（％）
酸素（O）	65	鉄（Fe）	0.004
炭素（C）	18	銅（Cu）	0.00015
水素（H）	10	マンガン（Mn）	0.00013
窒素（N）	3	ヨウ素（I）	0.00004
カルシウム（Ca）	1.5	コバルト（Co）	存在
リン（P）	1.0	フッ素（F）	〃
カリウム（K）	0.35	亜鉛（Zn）	〃
硫黄（S）	0.25	モリブデン（Mo）	〃
ナトリウム（Na）	0.15	セレン（Se）	〃
塩素（Cl）	0.15	リチウム（Li）、ストロンチウム（Sr）、アルミニウム（Al）、ケイ素（Si）、鉛（Pb）、ヒ素（As）、ホウ素（B）など	痕跡
マグネシウム（Mg）	0.05		
計	99.45	計	0.55

COLUMN　無機質とは？

　物質は、無機（化合）物と有機（化合）物に分類できます。有機（化合）物はすべて炭素（C）の化合物で、炭素以外には水素（H）、酸素（O）、窒素（N）、硫黄（S）、塩素（Cl）などを含みます。炭水化物、脂質、たんぱく質、ビタミンは有機（化合）物です。以前は、有機物は生物体によって作られる物質という概念で捉えられていました。また、有機物は、一般に空気中で燃えやすく、熱すると分解しやすい特徴があります。

　それに対し、無機（化合）物は生物体によって作り出される物質以外を指し、すべての元素がその成分元素となります。燃えないモノが多く、高温でも分解しにくいものが多くあります。無機質は、無機（化合）物に分類されます。食品などを燃やして最後に残るのが無機質で、そのため灰分とも呼ばれます。

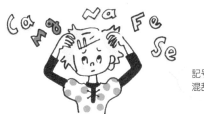

記号になると
混乱するっ…

花梨「無機質はスポーツドリンクやサプリメントから摂ればいいんじゃないの」
康子「食べ物から摂るのが基本よ」

4.2　無機質の種類とはたらき

（1）カルシウム［Ca］

●カルシウムの役割

　カルシウムは日本人の食生活において、食習慣的に最も摂りにくい栄養素です。生体内の無機質の中で量が最も多く、体重の約（1.5〜）2％で、成人では体内に約1kg含まれます。そのうちの約99％が骨や歯に存在し硬組織を形成し、同時にカルシウムの貯蔵庫としての役割を果たしています。残りのわずか1％弱のカルシウムは血液、筋肉、神経などの組織に含まれています。この1％足らずのカルシウムが生命活動に直接関与していて、その役割には、神経の鎮静作用、血液凝固作用、筋肉収縮作用、浸透圧の調節作用、酵素賦活作用などがあります。

　血液中のカルシウム量は常に約10mg/dLになるように調節されています。血液中のカルシウム量が少しでも低下すると、カルシウム代謝調節ホルモン（副甲状腺ホルモン（パラトルモン）、カルチトニン、活性型ビタミンD）の作用によって、骨に蓄えられていたカルシウムを溶かし出したり、腸管からのカルシウムの吸収量を高めたりするなどして、血液中のカルシウム量を一定に調節しているのです。そのために長期にわたりカルシ

豆知識　［食事摂取基準と無機質］「日本人の食事摂取基準（2015年版）」においては、無機質（ミネラル）の分類を、多量ミネラル＝ナトリウム、カリウム、カルシウム、マグネシウム、リンと、微量ミネラル＝鉄、亜鉛、銅、マンガン、ヨウ素、セレン、クロム、モリブデンに分類しています。

ウム摂取が不足すると、骨からのカルシウム溶出が増大し、骨塩量が減少し、骨粗鬆症などの原因となります。

●カルシウムを多く含む食品

カルシウムを多く含む食品には、牛乳および乳製品、骨ごと食べられる小魚、大豆製品などあります（表4.2）。とくに乳・乳製品はカルシウムの利用率が高いことが知られています。また、カルシウムの吸収にはビタミンＤが関与することから、ビタミンＤの摂取が不足しないように心がけることも重要です。

表4.2　カルシウムを多く含む食品

	食品名	1回に食べる量（g）	その目安量	そのカルシウム量（mg）	100 g 中のカルシウム量（mg）
乳類	普通牛乳	210	1 カップ	231	110
	ヨーグルト（全脂無糖）	100	1 個	120	120
	プロセスチーズ	20	1 切れ	126	630
魚介類	ししゃも（生干し）	100	4 尾	330	330
	煮干し	10	5 尾	220	2,200
	干しえび	6	大さじ1	426	7,100
	わかさぎ（生）	80	5〜6 尾	360	450
野菜類	こまつな（ゆで）	80	1/4 束（小鉢1盛り）	120	150
	だいこんの葉（ゆで）	50	1/2 株	110	220
	かぶの葉（ゆで）	50	2 株	95	190
	切り干しだいこん（ゆで）	50	小鉢1盛り	30	60
豆類	木綿豆腐	150	1/2 丁	140	93
	生揚げ	120	1 枚	288	240
	凍り豆腐（水煮）	80	1 個	120	150
藻類	ひじき（ゆで）	50	小鉢1盛り	48	96
	乾燥わかめ（素干し）	5	1/2 カップ	39	780
種実類	ごま（いり）	3	小さじ1	36	1,200

（資料：日本食品標準成分表2020年版（八訂））

カルシウムの摂取量が不足すると、骨からカルシウムが血中に溶け出すのね！

(2) リン [P]

●リンの役割

　リンは、カルシウムに次いで生体内に多く存在する無機質で、体重の約1％を占め、成人では体内に約0.5 kg含まれます。その約80％がカルシウムと結合して骨や歯に存在しています。残りの約20％は生体のあらゆる組織に存在し、体液の酸アルカリ平衡の維持、ATPを作りエネルギーを蓄える、細胞膜の成分であるリン脂質を合成する、補酵素を合成するなど、生命活動に必須の役割を担っています。

●リンを多く含む食品

　リンは、多くの食品に含まれており、とくに加工食品（ハム、ソーセージ、かまぼこなど）や半調理済み食品（レトルト食品、冷凍食品）などの中に多く含まれています。通常ではリンの摂取が不足することはなく、むしろ過剰になる危険性があります。また、リンの摂取が多くなりすぎると、カルシウムの腸管からの吸収を妨げるなどの問題が生じます。

(3) 鉄 [Fe]

●鉄の役割

　鉄は、体内にごく微量しか含まれず、成人で約4 gにすぎません。しかし、その役割は極めて重要です。体内の鉄量の約70％が赤血球中のヘモグロビンに含まれ、肺から各組織への酸素運搬を行っています。残りの約30％は肝臓、筋肉、骨髄に存在し、そのほとんどが貯蔵鉄として肝臓に含まれています。

　肝臓中の鉄は、たんぱく質のフェリチンの中にあって、必要に応じてフェリチンから鉄を血液中に放出しています。筋肉にある鉄は血液中の酸素を細胞内に取り込む働きをしています。鉄も摂取が不足しがちな栄養素です。体内に鉄が不足すると、鉄欠乏性貧血になるほか、疲れやすくなったりします。

●鉄を多く含む食品

　鉄を多く含む食品の代表はレバー、こまつな、ひじき、貝類です（表4.3）。一般に、動物性食品中の鉄のほうが植物性食品中の鉄より吸収が良いといわれていますが、植物性食品中の鉄も肉や魚を一緒に摂取することによって吸収が良くなります。また、ビタミンCによって鉄の吸収は促

表4.3　鉄を多く含む食品

	食品名	1回に食べる量(g)	その目安量	その鉄量(mg)	100g中の鉄量(mg)
肉類	豚レバー（生）	80	レバニラ1人前	10.4	13.0
	鶏レバー（生）	60	焼き鳥2本	5.4	9.0
	牛レバー（生）	80	焼き肉1人前	3.2	4.0
魚介類	なまり節	60	1切れ	3.0	5.0
	あさり（生）	20	殻付き1/2カップ	0.8	3.8
	煮干し	10	5尾	1.8	18.0
藻類	ひじき（ステンレス釜、ゆで） ひじき（鉄釜、ゆで）	50	小鉢1盛り	0.2 1.4	0.3 2.7
種実類	ごま（いり）	3	小さじ1	0.3	9.9
豆類	きなこ	10	大さじ1強	0.8	8.0
	凍り豆腐（水煮）	80	1枚	1.4	1.7
	糸引き納豆	50	1パック	1.7	3.3
野菜類	ほうれんそう（ゆで）	80	1/4束（小鉢1盛り）	0.7	0.9
	こまつな（ゆで）	80	1/4束（小鉢1盛り）	1.7	2.1
	切り干しだいこん（ゆで）	50	小鉢1盛り	0.2	0.4

（資料：日本食品標準成分表2020年版（八訂））

進されます。一方、お茶に含まれるタンニンや豆類のフィチン酸により、鉄の吸収が阻害されます。

(4) ナトリウム［Na］

●ナトリウムの役割

　ナトリウムは、成人体内に約100g含まれます。おもに塩化ナトリウム（NaCl：食塩）、炭酸水素ナトリウムの形で、血液、リンパ液、消化液などに存在し、体内の酸アルカリ平衡の維持、浸透圧の調節、神経の刺激感受性、筋肉の収縮などの役割を担っています。

　なお、体内のナトリウム量は、尿中に排泄するナトリウム量によって調節されています。また運動による多量の発汗時は、汗へのナトリウム排泄も無視できない量となります。

●ナトリウムを多く含む食品

ナトリウムは、ほとんどの食品に含まれていますが、食塩の主成分なので、とくに食塩を多く含む醤油、味噌などの調味料、つけもの、加工品に多く含まれています。日本人の食生活ではナトリウムが不足することはなく、むしろ過剰摂取が問題となっており、高血圧や脳卒中の原因として問題視されています。日ごろから薄味を心がけることが大切です。

COLUMN 味が知らせること

塩味：無機質（ミネラル）、とくにナトリウムの存在を知らせています。ナトリウムは生命維持に必須の無機質（電解質）です。野生動物の中には、定期的に長い距離を移動してまでも、決まった岩石（岩塩）などをなめに行き、ナトリウムなどの無機質を補給している動物もいます。

苦味・渋味：一般に、危険を知らせる味で、毒性のある物質の味といえます。大人は、少量の場合、特有のおいしさとして好む場合があります。特に日本人は、珍味や季節の味として上手に付き合っているといえるでしょう。

酸味：果実の酸味は別として、食品の腐敗を知らせる味でもあります。大人は、その微妙な味を特有のおいしさとして上手に付き合っているといえます。

---

(5) 塩素 [Cl]

●塩素の役割

塩素は、成人の体内に約150 g含まれます。おもに塩化ナトリウム（食塩）や塩化カリウムとして体液中に含まれており、おもに胃酸の成分（塩酸）として利用されています。その他、体内の酸アルカリ平衡の維持、浸透圧の調節などにも利用されます。体内の塩素が不足すると、胃液の酸度が低下して食欲不振や消化不良を起こします。

●塩素を多く含む食品

塩素はナトリウムとともに、食塩として多くの食品中（醤油、みそなどの調味料、つけもの、加工品）に含まれているため、通常不足することはほとんどありません。

(6) カリウム [K]

●カリウムの役割

カリウムは、成人の体内に約200 g含まれます。おもに、リン酸塩やた

んぱく質と結合し、細胞内に存在します。おもなはたらきは心臓および筋肉の機能調節で、このほか、体内の酸アルカリ平衡の維持、浸透圧の調節などにも関与しています。体内のカリウムが不足すると筋力が低下することが知られています。

●カリウムを多く含む食品

カリウムは、さまざまな植物性食品中に含まれていますが、とくにバナナ、じゃがいも、大豆に多く含まれています。

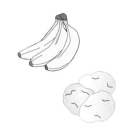

なお、ナトリウムとカリウムの摂取バランスは重要で、食塩の摂取が過剰傾向になる場合、ナトリウムの排泄をうながすため、カリウムを多めに摂取するのがよいとされています。

(7) ヨウ素 [I]

ヨウ素は、成人体内に約 25 mg とごく微量含まれています。ヨウ素はエネルギー代謝や成長期の発育促進に関与する甲状腺ホルモンの成分です。不足すると甲状腺腫を起こします。

ヨウ素は、海藻（わかめ、昆布、ひじき、のりなど）および魚介類に多く含まれており、日本人の食生活ではほとんど不足することがないと考えられています。一方、ヨウ素の過剰摂取による甲状腺腫や甲状腺機能の悪化が報告されています。

(8) マグネシウム [Mg]

●マグネシウムの役割

マグネシウムは、成人体内に約 30 g 含まれ、その約 70% がリン酸マグネシウムや炭酸マグネシウムの形で骨に存在しています。残りは筋肉、脳、神経、血液中にあります。マグネシウムの作用は、刺激に対する筋肉の興奮性の調節や、ある種の酵素の活性化です。慢性的な欠乏状態は、虚血性心疾患（狭心症や心筋梗塞）の原因になるともいわれています。

●マグネシウムを多く含む食品

果物（バナナ、メロン、すいかなど）、野菜（とうもろこし、ほうれん

表4.4　マグネシウムを多く含む食品

	食品名	1回に食べる量（g）	その目安量	そのマグネシウム量（mg）	100 g 中のマグネシウム量（mg）
穀類	そば（ゆで）	200	1人前	54	27
種実類	カシューナッツ（フライ、味つけ）	20	13〜15粒	48	240
	落花生（いり）	20	殻付き10個	40	200
	ごま（いり）	3	小さじ1	11	360
豆類	糸引き納豆	50	1パック	50	100
	木綿豆腐	150	1/2丁	86	57
魚介類	ほんまぐろ（天然、赤身、生）	100	刺身5〜6切れ	45	45
	かき（生）	60	5〜6個	39	65
	まがれい（焼き）	80	1/2尾	26	32
野菜類	スイートコーン（ゆで）	200	中1本	76	38
	ほうれんそう（ゆで）	80	1/4束（小鉢1盛り）	32	40
果実類	バナナ（生）	150	1本	48	32
藻類	ひじき（ゆで）	50	小鉢1盛り	19	37
嗜好飲料類	ピュアココア	6	大さじ1	26	440

（資料：日本食品標準成分表2020年版（八訂））

そう、枝豆）、種実（カシューナッツ、アーモンド、ピーナッツ、ごま）などの植物性食品中に多く含まれています（表4.4）。

（9）銅［Cu］

　銅は、成人体内に約100 mg含まれ、心臓、肝臓、腎臓に多く存在します。銅は鉄の代謝に必須で、骨髄でヘモグロビン（赤血球中のたんぱくで酸素を運搬している）が作られるのを助けるほか、腸管からの鉄の吸収を促進します。銅が不足するとヘモグロビンの合成が減少し貧血の原因となりますが、日本人の食生活では、銅が不足することはほとんどありません。レバー、貝類、豆類に多く含まれています。

表4.5　亜鉛を多く含む食品

	食品名	1回に食べる量（g）	その目安量	その亜鉛量（μg）	100 g 中の亜鉛量（μg）
穀類	スパゲッティ（ゆで）	220	1 人前	1.5	0.7
種実類	カシューナッツ（フライ、味つけ）	20	13 ～ 15 粒	1.1	5.4
	アーモンド（フライ、味つけ）	20	13 ～ 15 粒	0.6	3.1
豆類	凍り豆腐（ゆで）	80	1 個	1.0	1.2
	木綿豆腐	150	1/2 丁	0.9	0.6
	糸引き納豆	50	1 パック	1.0	1.9
魚介類	かき（生）	60	5 ～ 6 個	8.4	14.0
	まだこ（生）	80	1 本	1.3	1.6
	うなぎ（かば焼き）	100	1 人前	2.7	2.7
	いか（焼き）	60	1/3 杯	1.1	1.9
肉類	和牛もも（脂身なし、焼き）	60	1 人前	3.8	6.3
	豚レバー（生）	80	レバニラ 1 人前	5.5	6.9
卵類	卵黄〈鶏卵〉（ゆで）	30	卵 1 個分	1.0	3.3
乳類	プロセスチーズ	20	1 切れ	0.6	3.2
野菜類	そらまめ（ゆで）	50	15 粒	1.0	1.9

（資料：日本食品標準成分表 2020 年版（八訂））

（10）亜鉛 ［Zn］

　亜鉛は、成人体内に約 2 g 含まれており、皮膚、肝臓、腎臓に多く存在します。血液中の糖の量の調節などに関係するホルモンのインスリンなど、多くのホルモンの成分として重要です。また、皮膚・骨格の発育に必要です。不足すると味覚障害や脱毛を起こします。かき、うなぎ、レバー、乳製品、豆類などに多く含まれています（表 4.5）。

（11）マンガン［Mn］

マンガンは地中に多く存在する無機質ですが、ヒトの体内には 15 mg 前後と極めて微量存在します。マンガンの体内での重要な役割の 1 つに、エネルギー代謝の円滑化に関わる酵素の成分となっていることが挙げられます。またマンガンが不足すると、骨の代謝や糖質・脂質の代謝が阻害されたり、血液の凝固能が低下したりすることが知られています。

穀類、野菜類、果実類に比較的多く含まれています。通常の食生活で不足することはほとんどありません。

（12）セレン［Se］

セレンも体内には微量しか存在しませんが、酵素の重要成分となっており、抗酸化物質などとして働きます。食品中には魚介類、レバー、卵、穀類、肉類、乳製品の順に多く、通常の食生活ではほとんど不足しません。

（13）クロム［Cr］

クロムも、体内には極微量しか存在しませんが、糖質および脂質の代謝を正常に行うために必須の無機質です。さまざまな食品に含まれるので、通常の食生活でクロム摂取が不足することは、まずないといってよいでしょう。しかし、極端な砂糖の過剰摂取、極度の運動、けがによりクロム排泄量が増加することから、これらの場合体内のクロム量の低下の危険性が考えられます。クロムを比較的多く含む食品は、牛肉、パン（小麦粉）です。

（14）モリブデン［Mo］

モリブデンも体内には極めて微量しか存在しません。肝臓や血液中に比較的多く含まれています。さまざまな酵素の成分として重要で、とくにたんぱく質や遺伝子の代謝の円滑化に関係しています。通常の食生活では不足の心配はありません。

食品では、牛乳・乳製品、豆類、レバー、穀類に比較的多く含まれます。

食品の成分

COLUMN　無機質の過剰摂取

「日本人の食事摂取基準」では、多くの無機質（カルシウム、リン、鉄、銅など）で、習慣的にこれ以上摂り続けると健康障害のリスクとなる量が示されています（「日本人の食事摂取基準（2020年版）」では「耐容上限量」）。たとえば、一種類の無機質の過剰摂取による他の無機質の吸収阻害があります。カルシウムの過剰摂取では泌尿器系結石やカルシウムアルカリ症候群、ヨウ素の過剰摂取では甲状腺機能低下症や甲状腺腫などがよく知られています。

4.3　無機質の吸収

　一般的に、無機質は胃酸によってイオン化され可溶化し、おもに腸管から吸収されます。無機質は、腸管膜に存在するある種のたんぱく質と結合することで腸管膜の下の血管に運ばれ、吸収されます。また、無機質の吸収には、これを促進する因子（物質）や吸収を阻害する因子（物質）が関与するものもあります。吸収された無機質は、門脈、肝臓を経て、血液によって全身に運ばれます。

ところで、表の下に資料元として書いてある「日本食品標準成分表」って何？

食品に、どんな栄養成分がどのくらい入っているのか、エネルギーはどのくらいあるのかを示した表よ。可食部100ｇ当たりの数値が載っているの。何をどれくらい食べたらよいかを計算することができるわよ。
「日本食品標準成分表」は、生活の変化に伴って時代とともに見直され、2015年版（七訂）（文部科学省科学技術・学術審議会資源調査分科会報告）には52成分18食品群2191品目が収載されているわ。今まさに2020年版の準備が進んでいるのよ。今は「食品成分データベース（http://foodddb.mext.go.jp/）」で検索もできるわよ

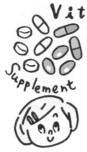
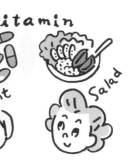

第5章

ビタミン

花梨「ビタミンは、無機質とどう違うの？」

康子「どちらも微量栄養素なんだけど、ビタミンは、炭素や水素、酸素、窒素などからできている有機化合物なの」

花梨「ふ――ん。ビタミンも、たくさんサプリメントが売られているよね。サプリメントがあんなにあるのは、ビタミンって不足しがちなものなの」

康子「好き嫌いしたり、栄養のバランスが崩れると不足しがちね。でも、何度も言いますけど、サプリメントに頼ってばかりではだめよ。ふだんの食事が基本ですからね」

花梨「は――い」

5.1 ビタミンとは

　ビタミンは、体の発育や活動を正常化する機能を持ち、非常に微量でその作用を発揮する栄養素です。ビタミンは、ヒトの体内で合成できないか、合成できても十分量合成することができません。そのために、ヒトは、動物や植物が合成し蓄積したビタミンを食物から摂取する必要があります。ビタミンの作用は、酵素やホルモンに似ていますが、体内で合成できないことから、これらと区別されています。

　ビタミンは、その性質の違いから**脂溶性ビタミン**と**水溶性ビタミン**に分類されます。脂溶性ビタミンは水に溶けず、油脂に可溶で、油脂に溶けた

形で肝臓など体内に蓄えることが可能であり、過剰摂取による弊害に注意が必要です。一方、水溶性ビタミンは水に可溶で、多く摂取した分はほとんどが尿中に排泄されるため、体内に蓄えることができないので、毎日摂取することが重要となります。また、ビタミンではありませんが体内で特定のビタミンに転換される物質があり、これをプロビタミンといいます。

花梨「プロって、どういう意味なの？」

康子「プロは、「前の」っていう意味よ。プロビタミンはビタミンの前駆体ということね」

5.2 脂溶性ビタミンの種類とはたらき

（1）ビタミンA（レチノール）

　ビタミンAは、皮膚、特に粘膜の組織と眼の機能とを正常に保つ働きがあり、光の刺激を脳に伝えるために必要なロドプシンという物質の再合成に必要です。ビタミンAが体内で不足すると、夜盲症となるのはこのためで、症状が進むと失明することもあります。このほか、欠乏症には角膜乾燥症、皮膚・粘膜の傷害、子どもの発育障害などがあります。過剰症としては、頭痛、皮膚の落屑、脱毛、筋肉痛などが知られています。また近年、長期の過剰摂取の害として胎児の奇形が報告されています。

　ビタミンAは動物性食品にのみ存在し、特に肝臓（レバー）に多く含まれています（表5.1）。

　植物性食品にはビタミンA前駆体（プロビタミンA）であるカロテン（図5.1）として存在し、動物の体内でビタミンAに変換されます。なおカロテンによる過剰症の報告はありません。カロテンは緑黄色野菜に多く含まれています。なお、ビタミンA、カロテンは、脂質とともに摂取するとその利用効率が高まるとされています。

表5.1 ビタミンAを多く含む食品

	食品名	1回に食べる量 (g)	その目安量	そのビタミンA量(レチノール活性当量) (μgRAE)	100 g 中のビタミンA量(レチノール活性当量) (μgRAE)
肉類	豚レバー（生）	80	レバニラ1人前	10,400	13,000
	鶏レバー（生）	60	焼き鳥2本	8,400	14,000
	牛レバー（生）	80	焼き肉1人前	880	1,100
魚介類	うなぎ(かば焼き)	100	1人前	1,500	1,500
	ぎんだら（水煮）	80	大1切れ	1,440	1,800
卵類	卵黄（鶏卵）（ゆで）	30	卵1個分	156	520
乳類	プロセスチーズ	20	1切れ	52	260
油脂類	バター（有塩バター）	10	小さじ2	52	520
野菜類	ほうれんそう（油いため）	50	1/4束	315	630
	春菊（ゆで）	70	4〜5本	308	440
	こまつな（ゆで）	80	1/4束 (小鉢1盛り)	208	260
	にんじん（皮なし、ゆで）	20	付け合わせ	146	730

（資料：日本食品標準成分表2020年版（八訂））

図5.1 カロテン

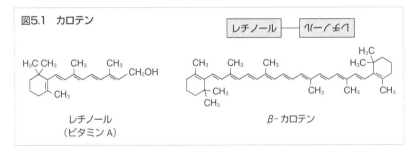

レチノール ← ノイ/チノ

レチノール
（ビタミンA）

β-カロテン

(2) ビタミンD（カルシフェロール）

　ビタミンDは、十二指腸および小腸上部でカルシウムの吸収を促進し、さらに骨や歯へのカルシウムの沈着を促進します。体内で実際に機能するのは、肝および腎において活性化された活性型ビタミンDで、ホルモンのような代謝調節作用を持ちます。ビタミンDが不足するとくる病(小児)や骨軟化症（成人）になるほか、骨量が減少します。日本では骨粗鬆症の予防、治療にビタミンD剤が広く用いられています。

　ビタミンDを多く含む食品は肝油、卵黄、バター、脂肪の多い魚（いわし、ぶり、さんまなど)、うなぎなどです（表5.2）。

一方、紫外線にあたることで、ヒトの皮下でプロビタミンＤ（7-デヒドロコレステロール）から合成されます。適度（15～30分くらい）に、屋外で散歩などをしながら日光を浴びるとよいといわれています。過剰症には、高カルシウム血症、腎障害、軟組織の石灰化障害などが知られています。

表5.2　ビタミンDを多く含む食品

	食品名	1回に食べる量（g）	その目安量	そのビタミンD量（μg）	100g中のビタミンD量（μg）
魚介類	さけ（焼き）	60	1切れ	23.4	39.0
	にしん（燻製）	50	1本	24.0	48.0
	さんま（皮つき、焼き）	80	大1尾	10.4	13.0
	まいわし（フライ）	200	2尾	42.0	21.0
卵類	卵黄〈鶏卵〉（ゆで）	30	卵1個分	2.1	7.1
きのこ類	きくらげ（ゆで）	50	10個	4.4	8.8
	干ししいたけ（ゆで）	30	3～4個	0.4	1.4
	まいたけ（ゆで）	20	1/4束	1.2	5.9

（資料：日本食品標準成分表2020年版（八訂））

(3) ビタミンE（トコフェロール）

ビタミンEは、体内の脂質酸化防止、老化防止作用があるといわれています。この抗酸化作用を期待して、食品の酸化防止のために、さまざまな食品に添加されています。ビタミンEが不足すると、動物では不妊や流産の原因となるほか、細胞膜が破壊されやすくなり、赤血球が壊れやすくなるため、貧血を起こしやすくなったり、皮膚炎となることがあります。過剰の弊害としては、出血傾向が報告されています。ビタミンEは、大豆油、綿実油などの植物油や牛乳、卵類に多く含まれます（表5.3）。

(4) ビタミンK（フェロキノン）

ビタミンKのおもな作用は、血液凝固に関与するプロトロンビンの生成調節です。また、この他解毒作用や利尿作用、骨のたんぱく成分の合成促進作用による骨形成促進作用があります。不足すると血液凝固不全や出血性疾患になります。

表5.3 ビタミンEを多く含む食品

	食品名	1回に食べる量(g)	その目安量	そのビタミンE(a-トコフェロール)量(mg)	100 g 中のビタミンE(a-トコフェロール)量(mg)
油脂類	ひまわり油	10	大さじ1	3.9	39.0
	綿実油	10	大さじ1	2.8	28.0
	サフラワー油	10	大さじ1	2.7	27.0
種実類	アーモンド（フライ、味つけ）	20	13〜15粒	4.4	22.0
魚介類	まぐろ缶詰（油漬け）	50	1/2〜1/3缶	1.4	2.8
	うなぎ（かば焼き）	100	1人前	4.9	4.9
	ぶり（生）	100	刺身5〜6切れ	2.0	2.0
野菜類	西洋かぼちゃ（ゆで）	80	3〜4切れ	3.8	4.7
	だいこんの葉（ゆで）	50	1/2株	2.5	4.9
	ほうれんそう(油いため)	50	1/4束	2.4	4.8
果実類	アボカド（生）	150	1/2個	5.0	3.3

（資料：日本食品標準成分表 2020 年版（八訂））

表5.4 ビタミンKを多く含む食品

	食品名	1回に食べる量(g)	その目安量	そのビタミンK量（μg）	100 g 中のビタミンK量（μg）
豆類	糸引き納豆	50	1パック	300	600
野菜類	ブロッコリー（ゆで）	70	3〜4房	133	190
	にら（ゆで）	20	1/3把	66	330
	キャベツ（ゆで）	45	1枚	34	76
	ほうれんそう(油いため)	50	1/4束	255	510

（資料：日本食品標準成分表 2020 年版（八訂））

　ビタミン K は、おもに納豆や緑黄色野菜、レタス、キャベツなどに多く含まれます（表5.4）。また、食品から摂取されるほか、腸内細菌によっても合成されます。

5.3 水溶性ビタミンの種類とはたらき

(1) ビタミン B₁（チアミン）

　ビタミン B₁ は、組織内における糖質代謝に必要な補酵素としてはたらきます。ビタミン B₁ が不足すると、エネルギー産生過程でのピルビン酸の変換が阻害され、体内にピルビン酸が蓄積されることになります。ピルビン酸が体内に蓄積されると神経や筋肉に障害を与え、脚気や倦怠感、疲労感を起こす原因となります。欠乏症としては脚気のほか、消化不良、食欲減退、体重減少などがあります。

　ビタミン B₁ は、胚芽、豆類、肉類（とくに豚肉）に多く含まれています（表 5.5）。米の胚芽と外皮に多く含まれ、胚芽米はビタミン B₁ を多く含みます。一方、精白米にはビタミン B₁ がごく少量しか含まれないため、白米の摂取が多い場合は不足しがちとなります。白米にビタミン B₁ を添加した強化米が市販されていて、これを少量白米に混ぜると十分量摂取することが可能となります。ビタミン B₁ は水に溶けやすく、加熱に対してもやや不安定なため、調理法によってその程度は異なりますが、調理による損失があるといわれています。

表5.5　ビタミンB₁を多く含む食品

	食品名	1回に食べる量（g）	その目安量	そのビタミンB₁量（mg）	100 g 中のビタミンB₁量（mg）
穀類	玄米めし	70	1 杯	0.11	0.16
	ライ麦パン	60	パン 1 枚	0.10	0.16
肉類	豚ひれ（赤肉、焼き）	50	2 切れ	1.05	2.09
	豚もも（脂身なし、焼き）	60	2 切れ	0.71	1.19
	豚ひき肉（焼き）	60	肉団子 4 個	0.56	0.94
魚介類	うなぎ（かば焼き）	100	1 人前	0.75	0.75
	かつお（春獲り、生）	100	刺身 5〜6 切れ	0.13	0.13
野菜類	スイートコーン（ゆで）	200	中 1 本	0.24	0.12

（資料：日本食品標準成分表 2020 年版（八訂））

(2) ビタミン B₂ (リボフラビン)

　ビタミン B₂ は、糖質、脂質、たんぱく質の
代謝の補酵素として作用します。また、発育促
進作用もあります。欠乏すると、口唇炎、舌炎、
口角炎、発育障害、体重減少などが起こります。
ビタミン B₂ を多く含む食品は、レバー、チーズ、
卵、ピーナツ、緑色野菜です（表5.6）。光には
大変弱く、水や熱には比較的安定です。

表5.6　ビタミンB₂を多く含む食品

	食品名	1 回に食べる量（g）	その目安量	そのビタミンB₂ 量（mg）	100 g 中のビタミンB₂ 量（mg）
肉類	牛レバー（生）	80	焼き肉 1 人前	2.40	3.00
	鶏レバー（生）	60	焼き鳥 2 本	1.08	1.80
卵類	卵黄〈鶏卵〉（ゆで）	30	卵 1 個分	0.13	0.43
	うずらの卵（生）	30	2 ～ 3 個	0.22	0.72
乳類	普通牛乳	210	1 カップ	0.32	0.15
魚介類	まがれい（焼き）	80	1/2 尾	0.33	0.41
	うなぎ（かば焼き）	100	1 人前	0.74	0.74
	ぶり（焼き）	85	大 1 切れ	0.33	0.39
豆類	糸引き納豆	50	1 パック	0.28	0.56
野菜類	スイートコーン（ゆで）	200	中 1 本	0.20	0.10
きのこ類	まいたけ（ゆで）	20	1/4 束	0.01	0.07

（資料：日本食品標準成分表 2020 年版（八訂））

ビタミン B 群が不足すると、肌荒れや、ニキビになりやすいわよ

豆知識　［**補酵素**］補酵素とは、酵素に（可逆的に）結合して、酵素が作用を発揮することを助ける物質のことです。普通、酵素のみや、補酵素のみではその作用は発揮されず、酵素と補酵素が結合して酵素作用を持つようになります。

（3）ナイアシン（ニコチン酸）

　ナイアシンは、糖質、脂質、たんぱく質の代謝に重要な補酵素です。消化管機能の正常化や、皮膚や粘膜の保護作用もあります。ナイアシンは、一部の腸内細菌によっても合成され、体内では必須アミノ酸であるトリプトファンから合成されます。不足すると、ペラグラと呼ばれる皮膚症状が体の左右対称に現れたり、下痢、神経症、口舌炎などを起こします。

　ナイアシンは、ナイアシンアミドの形で食品中に広く分布し、とくにレバー、肉類、魚類に多く含まれます。熱、酸、光に強く、水にも比較的溶けにくいので、調理での損失は少ないと考えられています。

　なお、ニコチンアミドは1型糖尿病患者への、ニコチン酸は脂質異常症（旧高脂血症）患者への治療薬として投与されることがあります。大量投与は消化器系に悪影響（消化不良、ひどい下痢、便秘）を及ぼし、肝臓にも障害（肝機能低下、劇症肝炎）を与えることが知られています。

（4）ビタミンB_6（ピリドキシン）

　ビタミンB_6は、糖質、脂質、たんぱく質の代謝、とくにアミノ酸からのエネルギー産生の補酵素として重要です。また、皮膚の保護作用もあります。不足すると、成長が遅延したり、皮膚炎、貧血、神経の過敏症などが起こります。ビタミンB_6は、動植物性食品のどちらにも比較的多く含まれますが、とくにレバー、肉類、魚類に多く含まれます（表5.7）。アルカリや光に不安定です。

表5.7　ビタミンB_6を多く含む食品

	食品名	1回に食べる量(g)	その目安量	そのビタミンB_6量(mg)	100 g 中のビタミンB_6量(mg)
魚介類	かつお（生）	100	刺身5〜6切れ	0.76	0.76
	ほんまぐろ（天然、赤身、生）	100	刺身5〜6切れ	0.85	0.85
	さけ（焼き）	60	1切れ	0.34	0.57
肉類	若鶏むね（皮なし、焼き）	50	2切れ	0.33	0.66
	牛レバー（生）	80	焼き肉1人前	0.71	0.89
	豚もも（脂身なし、焼き）	60	2切れ	0.26	0.43
野菜類	ブロッコリー（ゆで）	70	3〜4房	0.10	0.14
果実類	アボカド（生）	150	1/2個	0.44	0.29

（資料：日本食品標準成分表2020年版（八訂））

食品の成分

(5) ビタミン B₁₂（シアノコバラミン）

ビタミン B_{12} には抗貧血作用があります。また、成長促進、たんぱく質や核酸合成などに関与しています。ビタミン B_{12} は無機質のコバルトを含んでいます。不足すると悪性貧血を起こすことが知られています。多くの動物性食品に比較的多く含まれますが、とくに、レバー、貝類、肉類に多く含まれます（表5.8）。また、腸内細菌によっても合成されます。熱には安定ですが、空気中の水分を吸収しやすい性質があります。

表5.8 ビタミンB₁₂を多く含む食品

	食品名	1回に食べる量（g）	その目安量	そのビタミン B₁₂ 量（µg）	100 g 中のビタミン B₁₂ 量（µg）
魚介類	あさり（生）	20	殻付き 1/2 カップ	10.4	52.0
	かき（生）	60	5～6個	13.8	23.0
	さんま（皮つき、焼き）	80	大 1 尾	12.8	16.0
	まいわし（フライ）	200	2 尾	44.0	22.0
肉類	牛レバー（生）	80	焼き肉 1 人前	42.4	53.0
	豚レバー（生）	80	レバニラ 1 人前	20.0	25.0
卵類	うずらの卵（生）	30	2～3個	1.4	4.7
乳類	プロセスチーズ	20	1 切れ	0.6	3.2

（資料：日本食品標準成分表 2020 年版（八訂））

(6) 葉酸

葉酸は、核酸合成やアミノ酸代謝の補酵素として重要で、また造血作用にも関与しています。不足すると、巨赤芽球貧血、白血球減少、舌炎、下痢などが起こります。食品では、レバー、大豆、豆類、葉ものの緑色野菜などに比較的多く含まれています。

妊娠は葉酸の必要量を顕著に増大させます。また、神経管閉鎖障害のリスク低減と関連があるといわれているため、妊娠を計画している女性および妊婦への積極的な摂取の指導がなされるようになっています。一方、大量投与により神経障害、発熱、蕁麻疹、紅斑、そう痒症、呼吸困難などが起こることが知られています。

(7) パントテン酸

　パントテン酸は、糖質、脂質、たんぱく質の代謝、とくに各栄養素からのエネルギー産生過程に必要な補酵素として重要です。なかでも脂肪酸の合成・分解に重要な役割を果たしています。不足すると、栄養障害、四肢の激痛、頭痛などを起こします。多くの植物性食品に含まれており、特に酵母に多いことが知られています。このほかレバー、いも類、卵にも比較的多く含まれています。パントテン酸は水に溶けやすく、酸にもアルカリにも不安定で、調理による損失が大きいといわれています。

(8) ビタミンC（アスコルビン酸）

　ビタミンCは、たんぱく質のコラーゲン合成に必須のビタミンです。また、アミノ酸代謝、小腸での鉄の吸収の促進、副腎皮質ホルモンの合成促進、酸化防止作用などの働きがあります。不足すると、壊血病、皮下出血、骨形成不全、成長不良などを起こします。

　野菜類（ほうれんそう、こまつな、にんじんなどの緑黄色野菜）、果物類（いちご、みかん、かき、キウイフルーツなど）、いも類（さつまいも、じゃがいもなど）に多く含まれています（表5.9）。

　またハム、ソーセージなどの加工食品には、酸化防止剤としてビタミンCが添加されていることがあります。

　ビタミンCは水に溶けやすく、熱、酸、アルカリ、空気に不安定なため、調理や貯蔵による損失が大きく、食品中のビタミンC量は食品の種類、温度、貯蔵法、調理法により異なります。いも類中のビタミンCは、比較的熱に強いことが知られています。喫煙（受動喫煙も含む）により、ビタミンCの代謝が高まるという報告があり、喫煙者は非喫煙者より多くビタミンCを摂取することが望まれます。

表5.9 ビタミンCを多く含む食品

	食品名	1回に食べる量（g）	その目安量	そのビタミンC量（mg）	100 g 中のビタミンC量（mg）
いも類	さつまいも（皮なし、生） さつまいも（皮なし、蒸し） さつまいも（皮なし、焼き）	100	中1/2 本	29 29 23	29 29 23
	じゃがいも（皮なし、生） じゃがいも（皮なし、蒸し） じゃがいも（皮なし、水煮）	100	中1個	28 11 18	28 11 18
野菜類	ブロッコリー（生） ブロッコリー（ゆで）	70	3〜4房	98 39	140 55
	なばな（和種）（生） なばな（和種）（ゆで）	70	1/4 束	91 31	130 44
	なばな（洋種）（生） なばな（洋種）（ゆで）	70	1/4 束	77 39	110 55
果実類	ネーブルオレンジ（生）	200	1個	120	60
	甘かき（生）	150	1個	105	70
	いちご（生）	250	8〜10個	155	62

（資料：日本食品標準成分表 2020 年版（八訂））

5.4 ビタミンの吸収

　ビタミンの吸収は、脂溶性ビタミンと水溶性ビタミンとで異なります。脂溶性ビタミンは、脂肪に溶け、脂肪と一緒に吸収されます。水溶性ビタミンは、水に溶けて、おもに小腸の上部から中部にかけて吸収されます。また、大腸においても、腸内細菌が合成するビタミンB群やビタミンKが吸収されます。

食品の成分

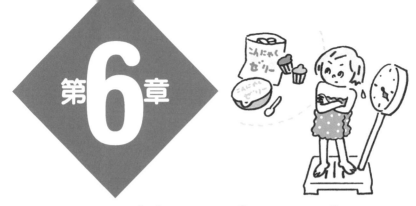

第**6**章

その他の食品中
成分の話 食物繊維・水・機能性成分

花梨「こんにゃくって、カロリーがないの？」

康子「まったくないわけではなくて、低カロリーだと考えたほうがいいわ」

花梨「ダイエットには、こんにゃくがいいって友達が言っていたんだけど」

康子「こんにゃくには食物繊維が多くて、お腹が膨らむわりには、消化吸収さ
れないから」

花梨「食物繊維は、ダイエットの強い味方なのね」

康子「食べ過ぎやカロリーオーバーの防止だけではなく、その他にも、いろい
ろな機能があるのよ」

6.1 食物繊維

(1) 食物繊維とは

ヒトの消化酵素では分解されない成分を総称して食物繊維といいます。
基本的には食物繊維はそれ自体は体内で消化吸収されないので、エネルギ
ー源や体成分として利用されません。したがって、元来の栄養素の概念か
らは外れる食品中の成分です（表6.1）。しかし、近年、食物繊維のさまざ
まな生理機能が明らかとなり注目されています。そのため、栄養素の1つ
として取り上げる場合もあります。また、腸内細菌の作用等により食物繊

維は 2 kcal/g として利用されることがわかってきました。

表6.1　食物繊維を多く含む食品

	食品名	1 回に食べる量（g）	その目安量	その食物繊維量（g）	100 g 中の食物繊維量（g）			測定方法 *1
					水溶性	不溶性	総量	
穀類	食パン（角形食パン）	60	6 枚切 1 枚	2.5	1.9*2	2.3	4.2	A
	うどん（ゆで）	200	丼　1 杯	2.6	1.0*2	0.3	1.3	A
	そば（ゆで）	200	1 人前	5.8	1.7*2	1.2	2.9	A
いもおよびデンプン類	さつまいも（皮つき、蒸し）	100	中 1/2 本	3.8	1.0	2.8	3.8	ブ
	じゃがいも（皮なし、蒸し）	100	中 1 個	3.5	1.3*2	2.2	3.5	A
	板こんにゃく	60	おでん 1 串	1.3	0.1	2.1	2.2	ブ
豆類	いんげん豆（ゆで）	40	1/2 カップ	5.4	1.5	12.0	13.6	ブ
	あずき（ゆで）	40	1/2 カップ	3.5	2.5*2	6.2	8.7	A
	だいず（国産、黄大豆、ゆで）	40	1/2 カップ	3.4	2.2*2	6.4	8.5	A
野菜類	切干だいこん（ゆで）	50	小鉢 1 盛り	1.9	0.6	3.2	3.7	ブ
	ほうれんそう（ゆで）	80	1/4 束（小鉢 1 盛り）	2.9	0.6	3.0	3.6	ブ
	ごぼう（ゆで）	60	20cm くらい	3.7	2.7	3.4	6.1	ブ
果実類	みかん（生）	100	2 個	1.0	0.5	0.5	1.0	ブ
	りんご（皮つき、生）	200	1 個	3.8	0.5	1.4	1.9	ブ

（資料：日本食品標準成分表 2020 年版（八訂）炭水化物成分表編
別表 1　可食部 100 g 当たりの食物繊維成分表）

＊1　ブ：プロスキー変法，A：AOAC2011.25 法
＊2　低分子量水溶性＋高分子量水溶性

COLUMN　食物繊維の定義・分類

　食物繊維の定義・分類は、考え方によって少しずつ異なっているのが現状です。「食事摂取基準」では、難消化性炭水化物を食物繊維として扱ってい

食品の成分

ます。また、通常の食品だけを摂取している状態では、摂取される食物繊維のほとんどが非デンプン性多糖類であり、難消化性炭水化物にほぼ一致すると書き加えられています。「食品成分表」においては、2018年追補から低分子量水溶性食物繊維および難消化性デンプンなども掲載されるようになっています。

表6.2　おもな食物繊維(不溶性と水溶性)

分類	名称	成分
不溶性	セルロース ヘミセルロース ペクチン リグニン キチン	ブドウ糖 ブドウ糖 ガラクツロン酸 芳香族炭化水素重合体 ポリグルコサミン
水溶性	ペクチン 植物ガム 粘質物 海草多糖類	ガラクツロン酸 ポリウロニド、ガラクツロン酸 グルコマンナン、アルギン酸 カラギーナン

(2) 食物繊維の種類

　食物繊維には、セルロース、ヘミセルロース、ペクチン、グルコマンナンなどの難消化性多糖類と、動植物中に含まれるリグニンやキチンなどの成分があります。

　さらに食物繊維は、水に不溶なものと水に可溶なものとに分けることができます(表6.2)。不溶性食物繊維には、保水性、吸着性、粘張性、膨潤性などの性質があります。また、水溶性食物繊維の多くは、大腸において腸内細菌によって分解され、酪酸、乳酸、酢酸などを生じ、水素、二酸化炭素、メタンなどを発生させ、一部エネルギーとして利用されます。また、腸内細菌の増殖も促進します。

●セルロース・ヘミセルロース

　セルロース、ヘミセルロースは、植物の細胞壁を構成している不溶性食物繊維で、ブドウ糖が多数結合した難消化性多糖類です。デンプン中のブドウ糖の結合方法と、セルロースあるいはヘミセルロース中のブドウ糖の結合方法が異なるため、ヒトの消化酵素では分解することができず吸収されません。ごぼう、キャベツ、レタス、いも類などの植物性食品に多く含

まれています。

●ペクチン

　ペクチンは果実に含まれる水溶性食物繊維で、細胞膜をつなぐ役割を果たしています。ペクチンには、砂糖と果実に含まれている酸のはたらきによって、ジャムやマーマレード、ゼリーなどのように固まる性質があります。ペクチンを構成している糖は、ガラクツロン酸、ペクチニン酸、ペクチン酸などです。ヒトの消化酵素では分解できないので、吸収されません。

●グルコマンナン（こんにゃくマンナン）

　グルコマンナンはこんにゃくの主成分で、ブドウ糖とマンノースが結合した水溶性食物繊維です。ヒトの消化酵素では分解できないので吸収されません。

●寒天

　寒天はてんぐさなどの紅藻類の細胞膜に含まれる多糖類です。水には溶けませんが、温水（77 ～ 82℃）に可溶で、30 ～ 40℃以下に冷却すると固まってゼリー状となります。ヒトの消化酵素では分解されないと考えられています。

●その他の難消化性多糖類

　海藻中のガラクタン、カラギーナン、アルギン酸などは、いろいろな加工食品に安定剤などとして、粘性を与えるためなど多目的に使われています。ヒトの消化酵素では分解できません。

　きくいもには、イヌリンという難消化性多糖が含まれています。

（3）食物繊維のはたらき

　食物繊維の生理作用は、①摂取する食物の体積を増加させることにより満腹感を早め、食べ過ぎを防止する。②咀嚼回数の増加に伴う口腔内の浄化により、むし歯（う歯）を予防する。③消化管運動を活発にし、消化酵素の分泌を促進する。④糖質の吸収を遅らせることにより、肥満や糖尿病を予防する。⑤腸管からのコレステロール吸収を阻害する。⑥胆汁の体内循環を正常化することにより、胆石を予防する。⑦糞便量を増加させることにより便秘を予防する。⑧発がん物質や有害物質を吸着し、体外へ排泄することにより、疾病の発症を予防するなどがあります。（図6.1）。

　また、食物繊維には保水性や粘張性があることから、さまざまな栄養素

の吸収を阻害したり、遅らせたりする特徴があります。これらの作用の多くは生体にとって有効であるので、健康維持のためにも、十分かつ適切な量の食物繊維を、野菜類、果実類、海藻類、きのこ類などから摂取するよう心がける必要があります。

図6.1　食物繊維のはたらき

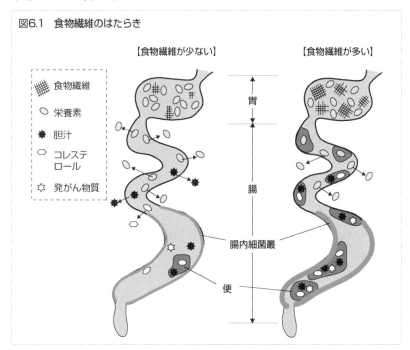

6.2 水の役割と出納

（1）体の構成成分の中で最も多い水

　水は、ヒトの体を構成する成分の中で最も多い量存在し、成人の体重の約 50 〜 65％を占めています。体内の水分量は、一般に男性は女性より多くなっています。また、乳幼児は成人に比べ水分量の割合は多く、加齢とともに減少します。

　体内の水分量の約 10％が失われると生命維持が難しくなり、20％を失うと死に至るといわれています。なお、2％程度の脱水によって、のどの

渇きを感じるといわれています。

　水の作用はさまざまで、栄養素の消化作用や吸収された栄養素の各組織への運搬、老廃物の体外への排泄、体温調節などに必須であり、体内で行われるすべての化学的、物理的反応に関与しています。

（2）水の出入り（出納）

　通常の生活で、成人は1日に2000〜2500 mLの水を摂取し排泄しています。摂取している水としては、飲料水として800〜1300 mL、食物中に含まれている水から約1000 mL、代謝水といわれる糖質、脂質、たんぱく質を代謝する際にできる水が200〜300 mLです。一方、排泄される水は尿として1000〜1500 mL、糞便中に約100 mL、不感蒸発といわれる呼吸などによって皮膚や肺から蒸散する水分が約900 mLで、体内の水の量は、常に摂取と排泄のバランスによって保たれています（図6.2）。

　なお、通常の水の出入りの概念には、汗は含まれていません。したがって、激しい労働やスポーツなどによって汗をかいた場合には、汗によって失われた分の水分量を補給しなければなりません。とくに、乳幼児は代謝がさかんなうえに水分の代謝調節も未熟なこと、また高齢者はのどの渇きを感じにくくなっていることが多いので、とくに積極的に水分摂取を心がけることが大切です。

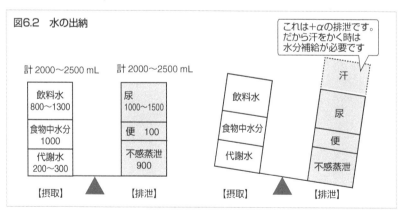

図6.2　水の出納

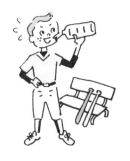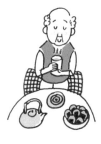

水分の
摂取を
心がけよう

6.3　機能性成分

　機能性成分とは、食品中に含まれる微量物質で、近年、健康に寄与するさまざまな働きが明らかになった成分です。

（1）ポリフェノール

　ポリフェノールは糖質が一部変化した物質の総称で、植物の葉や花、茎などに多く含まれ、非常に多くの種類があります。ポリフェノールに属する仲間にはフラボノイド、アントシアン、カテキン（タンニンの一種）、フェノールがあり、それぞれに多くの種類があります。

　フラボノイドは褐色やクリーム色の色素で、アントシアンは赤、ピンク、紫、青、黒系色素です。また、カテキンは、苦味・渋味・えぐ味などの呈味成分です。ハーブ類やスパイス類の香辛料には、さまざまな種類のフェノール類が多く含まれています。

　近年、ポリフェノールの生理作用として、高い抗酸化性が示され、体内での活性酸素（老化やがん・循環器疾患などの生活習慣病発症の原因の1つとされる）の発生を抑制する因子として注目されています。また、免疫力の増強や抗アレルギー作用も期待されています。

●イソフラボン

　イソフラボンは、ポリフェノール類のフラボノイドの一種で、大豆・大豆製品に多く含まれています。女性ホルモンに似た構造をしており、女性ホルモンに類似の働きがあるとされ、植物性ホルモンとして、近年、その作用が注目されています。代表的な生理作用に血中コレステロール低下作

用による脂質異常症（旧 高脂血症）予防、骨の破壊（骨塩溶出）抑制作用による骨粗鬆症予防があります。なお、最近、サプリメントなどによる過剰摂取に対する警鐘が鳴らされています。

●アントシアン

アントシアンはポリフェノールの一種で、赤、ピンク、紫、青、黒系色素として、植物の葉、花、茎、果実に含まれます。ワインポリフェノールの成分の1つです（ワインにはさまざまなポリフェノールが含まれる）。赤ワインが心疾患の予防に有効だとされるのは、アントシアンの抗酸化作用によるとされています。ぶどう、ブルーベリーをはじめ、りんご、いちごなど多くの果実に含まれています。

●カテキン

カテキンは緑茶の成分として有名で、ポリフェノールの一種です。緑茶のほかに、りんご、なし、れんこんなどの果実・野菜に含まれています。茶やワインの渋味はカテキンによるものです。茶やワインによって心疾患のリスクが軽減するとされる理由の1つは、カテキンの抗酸化作用、コレステロール低下作用、血圧上昇抑制作用などです。さらに、天然のがん予防物質としても期待が集まっています。

●タンニン

タンニンは、渋味やえぐ味の原因となる比較的分子の大きいポリフェノールの総称です。カテキンが縮合した物質など、さまざまな種類があります。種々の豆類・野菜類に含まれます。カテキン同様、お茶、ワインの渋味成分です。また、コーヒーの渋味はクロロゲン酸というタンニンの一種です。タンニンは鉄の吸収を阻害することが知られており、鉄欠乏性貧血の治療で鉄剤を服用している場合は、お茶類の摂取を少なくとも食後30分は控えましょう。

（2）カロテノイド

最も有名なカロテノイドはにんじんやほうれんそうなどの緑黄色野菜に含まれるカロテン（プロビタミンA）です。その他、リコピンやクリプトキサンチンなどがあります。

●リコピン

リコピンは、黄色・橙色・赤色を呈すカロテノイドという色素の一種で、

トマト、すいか、柿などに含まれ、とくにトマトに多く含まれます。リコ
ピンはビタミン A には変化されません。発がん抑制作用や生体防御因子
として、老化の原因の 1 つとされている体内での活性酸素の発生を阻害す
る抗酸化作用（カロテンより強力とされる）が期待されています。

●クリプトキサンチン

　クリプトキサンチンも黄色・橙色・赤色を呈すカロテノイドという色素
の一種で、卵やみかんに多く含まれます。クリプトキサンチンは体内でカ
ロテンと同様にビタミン A に変換されます。発がん抑制作用や抗酸化作
用が期待されています。

テレビの健康番組で
聞いたことがある名前ばかりだわ……

（3）カフェイン

　カフェインは、茶やコーヒーに含まれる苦味のおもな成分で、テインと
呼ぶこともあります。カフェインは焙煎による変化をほとんど受けないの
で、茶やコーヒーの加工法の違いにより苦みが変化することはほとんどあ
りません。

　カフェインの多い食品として、一般的にコーヒーが挙げられることが多
いのですが、実際には緑茶に多く 3% 程度含まれます。次いで紅茶に 2 ～
3%、コーヒーには 1% 程度含まれます。

　カフェインに対する感受性には個人差がありますが、カフェインにはや
や強い生理作用があり、脳や筋肉を刺激して興奮状態を起こさせるので、
眠気防止や疲労感の除去、あるいは医学領域において強心剤などとして用
いられます。また、利尿作用もあります。有毒性はありませんが、慢性に
多量に摂取すると中毒（カフェインなしではいられない状態）になること
があります。

（4）糖アルコール

●キシリトール

　キシリトールは、天然には果実などに含まれています。近年では、菓子
類などに甘味料として広く使われています。口腔内細菌や歯垢による酸の

産生を認めないことからむし歯予防に有効な甘味料として注目されています（デンタルガムなど）。

甘味は砂糖と同等で、清涼感のあるさわやかな甘みを呈します。エネルギー量は砂糖の約7割で、やや低エネルギーです。また、血糖値を上昇させることのない甘味料なので、糖尿病患者の甘味料としても有効とされています。ただし、大量に摂取すると一過性に下痢を起こします。

●エリスリトール

エリスリトールは、天然には果実などに含まれています。近年では、菓子類などに甘味料として広く使われています。キシリトールと同様の生理作用を持ち、砂糖よりやや甘味が低く冷涼感のある甘味を呈します。エネルギー量がほぼ0 kcal/g であることから肥満、糖尿病患者の有効な甘味料として、注目されています。

(5) カプサイシン

カプサイシンは唐辛子の辛味成分の一種であり、またその関連の辛味成分の総称でもあります。カプサイシン類は種類が多く、いずれも胡椒の辛味成分のピペリンやシャビシン、山椒の辛味成分のサンショオールと同じ仲間です。肥満や生活習慣病予防にカプサイシン類が効果的であると言われるのは、カプサイシン類とくにカプサイシンに、エネルギー代謝を亢進する働きがあるからで、唐辛子を使った料理は肥満の予防や改善に有効とされています。

また、カプサイシンと同様に、唐辛子に含まれるカプサイシン類のカプサイシノールは辛味はないが抗酸化作用があり、老化の原因の1つとされる体内での活性酸素の発生抑制に効果的です。これらのことから、近年、生活習慣病予防に有効な食品の1つとして唐辛子が注目されています。

オリゴ糖

　本来は、オリゴ糖（少糖）とは、ショ糖や乳糖のような小さな分子量の糖のことをいいます（p.41）。しかし近年では、ヒトの体内で消化されずに吸収されない小さな分子量の糖を、オリゴ糖と称している傾向にあります。種類は多く、天然物だけでなく、食品に含まれる一般の糖類から工業的につくられているものも多くあります。

　近年言うところのオリゴ糖に共通する性質は難消化性で、摂取したオリゴ糖が大腸に達すると、腸内細菌の働きで発酵し、食物繊維に似た作用を発揮して便秘予防に有効な働きをします。この他、低カロリー甘味料や血糖の急激な上昇を抑制する甘味料などとしても広く使われています。オリゴ糖は、このようにヒトの体に有効な作用を持つので、機能性糖質と呼ばれることもあります。おもなものにパラチノース、ラクチュロース、フラクトオリゴ糖などがあります。

COLUMN　活性酸素・酸化ストレス

　ヒトは酸素なしには生命維持ができません。常に酸素を取り入れてさまざまな代謝に利用しています。しかしその過程で、酸素が変化する形で活性酸素ができてしまいます。活性酸素は、体にとって害になるものを攻撃して撃退する働きがありますが、時に、自らにも攻撃を加えてしまいます。活性酸素のほかにも、酸化によりそれが自らの体に害になる物質があります。これらが通称、酸化ストレスといわれます。

　なお、体内の脂質の酸化や活性酸素の増加による自らの体への攻撃が、生物の身体の老化の一要因であることがわかってきました。

スポーツと酸化ストレス

　スポーツを行うと、その高い身体活動のために多量のエネルギーが必要となります。そのためたくさんの酸素が必要で、運動時にヒトは多くの酸素を体内に取り込むことになります。そのために通常の生体反応以上に活性酸素が体内で発生することになります。一方、トレーニングにより生体の抗酸化能力が高まることもわかってきました。

競技スポーツと抗酸化ビタミンなどの摂取

　運動中に増加する活性酸素を除去することを目的に、抗酸化ビタミンのビタミン E、C および β-カロテンや、抗酸化作用を持つ機能性成分を多く摂取することが勧められています。これらのパフォーマンス向上との関係はまだ十分にわかっていませんが、スポーツによる障害の予防の面で、今注目されているといえるでしょう。

　ただし、過剰摂取の害についてはいまだ十分に研究されておらず、摂り過ぎはむしろ、体に悪影響を及ぼします。ですから、「多めに摂る。でも摂り過ぎない！」が大切です。過剰摂取を防ぐために、サプリメントに頼り過ぎない注意が必要です。

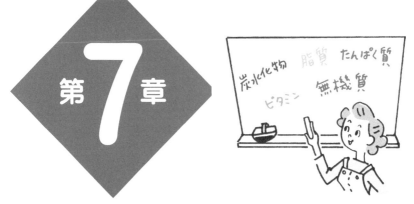

第7章

栄養素の相互関係

花梨 「それぞれの成分については勉強できたけれど、食べた後は、みんな体の中で一緒になって混ざるでしょう。体の中で、それぞれの食品の成分はお互いにどう関係しているのかな〜」

　私たちヒトは、食事をすることによってたくさんの種類の食品成分（栄養素、食物繊維、水、機能性成分）を体内に取り入れています。それぞれに体内での役割がありますが、それぞればらばらに役割を演じるのではなく、お互いに他の栄養素などと深い関わりを持って、協力しあってはたらいています。

7.1　エネルギー代謝

　エネルギー源になる栄養素は、炭水化物（糖質）・脂質・たんぱく質です。体内では、それらが混ざり合って、エネルギー産生が行われています（図7.1）。体の状態によって、エネルギー産生の基質として多く利用される栄養素は異なります。概念的には、優先順位の高いエネルギー産生の基質は炭水化物（糖質）といえます。体内に存在する炭水化物（糖質）は少量なため、不足すると脂質やたんぱく質がエネルギー産生の基質として利用されます。脂質がエネルギー産生の基質として使われる過程では、β 酸化という酸素を多量に消費する反応が必要です。

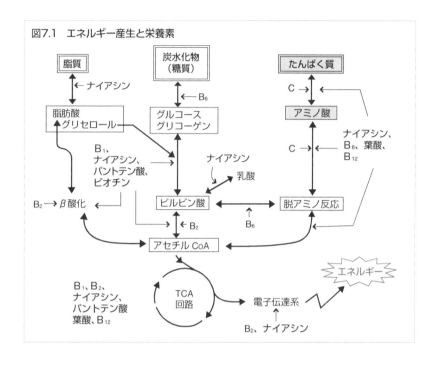

図7.1 エネルギー産生と栄養素

　食事からの摂取したエネルギー産生の基質で不十分であれば、体脂肪がエネルギー産生の基質として使われます。また、十分に食事を摂取しない（できない）場合は、例えば筋肉のたんぱく質や血球などを壊してアミノ酸を得て、それをエネルギー産生の基質として利用します。筋肉を大きくしたいと考えてたんぱく質を多く摂ったとしても、エネルギー源となる炭水化物（糖質）が十分でないと、たんぱく質を筋の材料として使うのではなく、まずは生きるために必要なエネルギー確保のために利用するということが起こります。日々の生活の中で、常に、炭水化物（糖質）・脂質・たんぱく質は互いに連携しあって、生きるため、生活するための、エネルギーを作り出しています。

　また、エネルギー産生は、エネルギー産生の基質となる栄養素があるだけでは行われません。炭水化物（糖質）・脂質・たんぱく質のいずれもが、エネルギー産生のための反応にビタミンを必要としています。ビタミンが補酵素として働いて、初めて円滑にエネルギーが産生されるのです。

7.2　骨代謝

　骨といえばカルシウムを連想する人が多くいると思います。確かにカルシウムは骨の主成分として重要です。しかし、カルシウムが十分量あるだけでは、丈夫な骨はできません。骨は、たんぱく質のコラーゲンが基質となって、そこにリン酸カルシウム（カルシウムとリンが約2:1の割合で結合した物質）を主成分とする骨塩が沈着してできています。カルシウムは不足しがちな栄養素なので、骨の健康といえば、まずカルシウムが取り上げられるのですが、骨の良好な代謝にはたんぱく質もリンも必要です。また、骨塩成分として、量は多くありませんがマグネシウムも重要です。

　カルシウムの代謝に影響する栄養素はたくさんあります。例えば、腸管でのカルシウム吸収に、ビタミンDは重要な役割を演じています。同時に摂取するリンや他のミネラルの量、たんぱく質の質や量、脂質の量、食物繊維などによっても、カルシウムの腸管からの吸収量が変わります。カルシウムは腎臓（尿細管）で再吸収されますが、たんぱく質やナトリウムなどのミネラルの影響を受けます。さらに、骨の代謝にはビタミンA、K、C、B群なども関与しています（図7.2）。

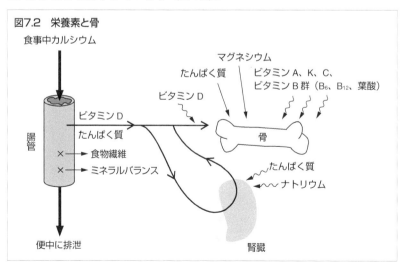

図7.2　栄養素と骨

7.3 鉄の代謝

　鉄は吸収されにくい栄養素です。食品中の鉄は2種類あって、動物性食品には、たんぱく質や有機酸と結合したヘム鉄（Fe^{2+}）が多く含まれます。また植物性食品や乳製品、貯蔵鉄には、非ヘム鉄が多く含まれます。ヘム鉄は、腸管でそのまま吸収されますが、非ヘム鉄は腸管で還元されてヘム鉄（Fe^{2+}）となってから吸収されます。そのため、還元作用を持つビタミンCを同時に摂取すると吸収が良くなります。

　一方、食物繊維や、穀類に多く含まれるフィチン酸、茶の成分のタンニンなどは、鉄の吸収を阻害します。また、鉄は赤血球中のたんぱく質のヘモグロビンの成分として極めて重要ですが、そのヘモグロビン生成においては、銅が反応の触媒として必要です。

7.4 脂質酸化と抗酸化ビタミン

　ビタミンEはその抗酸化作用により、体内では多価不飽和脂肪酸の酸化防止に役立っています。その働きに、ビタミンCも密接に関わっています。ビタミンEとビタミンCはお互いに関係しあい、酸化反応を消去して過酸化脂質の生成を防いでいます。また、ビタミンCはビタミンEの再生を助けます（図7.3）。この他、β-カロテンも酸化物質を消去したり、一連の酸化反応を途中で止める作用があります。抗酸化作用は、これらが互いに協力し合って行われています。（β-カロテン、ビタミンE、Cは、抗酸化ビタミンです。）

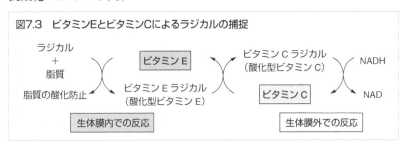

図7.3　ビタミンEとビタミンCによるラジカルの捕捉

●各栄養素の消化・吸収・代謝の全体像

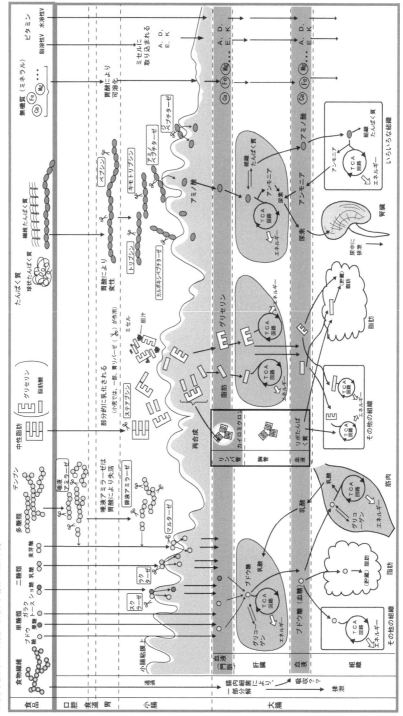

103

COLUMN おいしさを決めるものは？

「おいしさ」を決定する要因は、おもに食品の味、色、香りに関わる食品中の成分、調理素材や調理法の良し悪し、提供される食事の温度などです。さらに、食事の場の雰囲気、壁の色や食器の色、食卓の飾り方などの環境要因や、体の健康状態、心の状態、さらに人間関係までもが影響します。

味の話

基本味は、甘味、酸味、塩味、苦味、うま味です。ほかに渋味、辛味などがあります。日本人は、さまざまな味の種類を、おいしさとして楽しむことが上手といわれています。味は、生物にとっての信号でもあります。体にとって必要なものであることを知らせたり（甘味、塩味、うま味）、危険を知らせたり（酸味、渋味、苦味）しています。

味蕾（みらい）

味蕾は、味を感じる部位（受容器）で、舌の舌乳頭にあります。ここで甘味、酸味、塩味、苦味などの味覚信号をキャッチし、その信号が脳に伝わり"味"を感じます。味蕾では絶えず新しい味覚細胞が作られていますが、亜鉛の摂取が不足すると新しい味覚細胞が作られにくくなり、「味がわからない」「甘いものを苦く感じる」といった味覚障害が起こります。また、加齢とともに味蕾の数は減少するといわれています。

Part 3

ヒトの一生と食生活

ヒトは、この世に生を受けてから、身体的にも精神的にも社会的にも発育・発達、成長し、充実していきます。Part3では、ヒトの一生をライフステージごとに、その体と心の特徴と食生活について考えていきます。

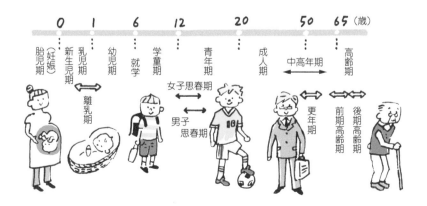

0	1	6	12	20	50	65（歳）

胎児期（妊娠）・新生児期・乳児期・離乳期・幼児期・就学・学童期・女子思春期・男子思春期・青年期・成人期・中高年期・更年期・前期高齢期・後期高齢期・高齢期

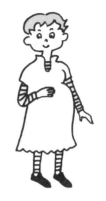

第8章

母になることと食生活

花梨 「お隣の山田さん、いつのまにかお腹が大きくなっていて、びっくりしたわ」

康子 「赤ちゃんがお腹にいるのよ。もう少しで予定日みたい」

花梨 「赤ちゃんか。ねえ、お腹に赤ちゃんがいるとお母さんは大変よね。歩くのも大変そうだし、食べ物も2人分食べなきゃならないの？」

康子 「そうね。赤ちゃんを産むときは、女性の体に大きな変化が起きるのよ。花梨にはまだ、想像がつかないかもしれないけど」

8.1　妊娠中の体の変化

（1）胎児の発育

　生命の宿った、たった1つの細胞の受精卵が、細胞分裂を繰り返し、胎芽（着床から7週まで）を経て、胎児（8週〜）へと成長・発育します。この命は約40週間、母親の子宮内で過ごします。

　妊娠6週頃には、心臓になる部分が鼓動を始めます。胎児になる（8週）頃にはおおよそヒトらしい形になります。この時期の大きさは約4cmです。10週頃には性別も見分けられるようになります。この頃まで、胎児の重要な器官の分化が急速に行われるため、さまざまな影響を受けやすく、感染や薬の服用、放射線などによって奇形の形成が起こりやすくなります。

20週頃までには、胎児も、胎児の付属物もほぼ完成し、胎児は活発に動くようになります。その身長はおよそ25cm、体重が250〜300gです。32週頃には皮下脂肪が増加し、著しく体重が増加します。満36週で胎児の発育はほぼ完了し、出産を控えます。出生時、身長約50cm、体重約3kgまでに成長します。

胎児付属物

　　妊娠に伴い、胎児とともに、胎児の成長発育に必要な器官が形成されます。

　　胎児は、卵膜という袋の中で、羊水に浮かんだ状態で成長・発育していきます。羊水は、胎児などへの外部からの衝撃を緩和させ、胎児を自由に運動できるようにし、また母体への胎動を緩和する働きをしています。妊娠末期には、羊水の量は500〜1000mLになります。

　胎盤は、受精卵が着床した部分に子宮内膜が変化した脱落膜と胎児の絨毛膜の一部から作られ、20週頃に完成します。胎盤が完成すると流産の危険がほとんどなくなり、安定期に入ります。胎盤は、母児間の物質交換と妊娠維持のための内分泌的な役割を担っています。母体からは栄養素や酸素が送られます。胎児からは胎児の新陳代謝による代謝産物と炭酸ガスが送られてきます。なお、母体の血液中の成分すべてが胎児の血液に移行するわけではなく、物質を選択的に送っており、母児感染などをある程度防いでいます。

　臍帯は、胎児の臍部と胎盤をつなぐひも状の器官で、臍静脈（臍帯静脈）

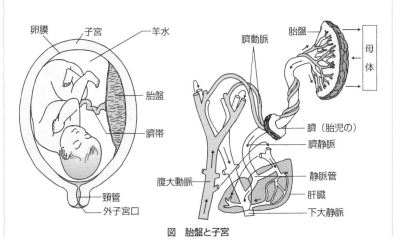

図　胎盤と子宮

と臍動脈（臍帯動脈）からなり、直径約 1 cm 長さ約 50 cm です。臍静脈
には、胎盤から栄養素や酸素を胎児へ送る動脈血が流れ、臍動脈には、胎児
の代謝産物や炭酸ガスが含まれた静脈血が流れています。

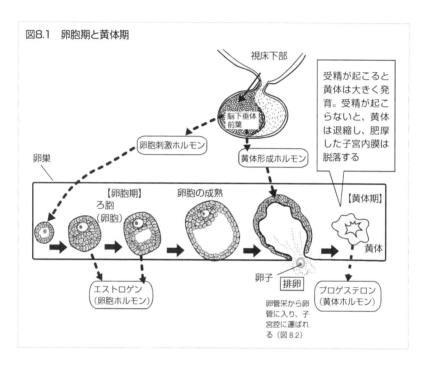

図8.1　卵胞期と黄体期

(2) 妊娠の生理

　脳下垂体前葉から分泌される卵胞刺激ホルモンによって、毎月の月経開
始後に、卵巣の表層にある多数の卵胞のうち1つだけがとくに発育して、
成熟卵を持つ成熟卵胞となります。この卵胞の発育につれて、エストロゲ
ン（卵胞ホルモン）が分泌されます。月経初日から 14 日目頃に、成熟卵
胞は黄体形成ホルモンの作用を受けて自然に破れ、成熟卵は腹腔内に排卵
されます。残された卵胞は血液に満たされ血体となり、後に黄体となって
プロゲステロン（黄体ホルモン）を分泌します（図8.1）。排卵された卵子

豆知識●　[妊娠とは] 女性の体内に受精卵が着床し、細胞分裂を繰り返し、胎芽、胎児
と発育して、分娩に至るまでの状態をいいます。

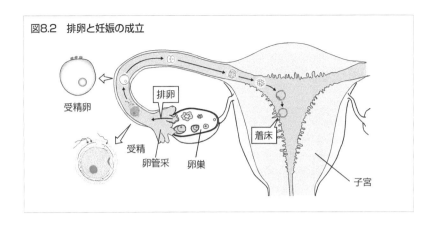

図8.2 排卵と妊娠の成立

受精卵
排卵
受精
卵管采 卵巣
着床
子宮

は卵管采で卵管内に取り込まれ、子宮腔に運ばれます。その間に、あるいは子宮腔で精子によって受精され、受精卵が着床すると妊娠が成立します（図8.2）。排卵後、子宮内膜は着床〜妊娠に備えてさらに肥厚します。受精、着床が起こらないと、黄体は退縮し、肥厚した子宮内膜は脱落し（月経の開始）、卵巣表層では次の卵胞が発育を始めます。こうして周期的変化を繰り返します。なお、個人差はありますが1周期はおよそ28日です（図8.3）。

（3）妊娠期の体の変化

　女性が妊娠に気づくのは、ほとんどの場合、月経が遅れることによります。また、いつもより体が熱い気がするとか、何となく気持ちが悪いとか、やたらと眠いなども妊娠を知らせる信号の場合があります。妊娠成立から約10ヵ月間、母体は子宮の中で胎児を育てていきます。そのため体にはさまざまな変化が起こります。

●妊娠による体温の変化〜基礎体温の上昇

　目覚めた後、活動を始める前に、床についた状態で測定する口腔内の体温を基礎体温といいます。このように一定の条件で体温の測定を行うと、排卵前の低温期、排卵後の高温期がわかります。排卵後に血中濃度が増加するプロゲステロンには、体温上昇作用があります。そのため、排卵後、女性の体温は0.5〜1℃上昇します。非妊娠時には月経開始とともに体温は低下しますが、妊娠すると、プロゲステロンが作られ続けるので、体温は高いまま維持されます。この高温の状態は妊娠5ヵ月頃まで続きます。

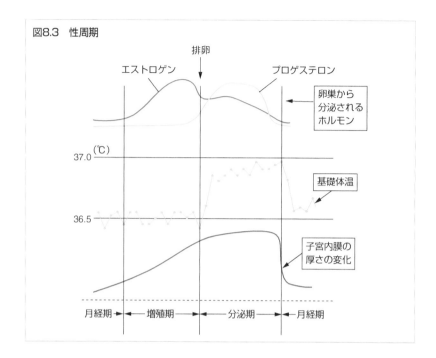

図8.3　性周期

●体重の変化

　妊娠初期には、つわりなどの影響から体重がむしろ減少することがあります。しかし、一般には妊娠3ヵ月末頃から胎児やその付属物、子宮の増大、血液量の増加、乳腺の発達などにより体重は増加し始めます。個人差がありますが、妊娠期間中の体重増加量は、非妊娠時の体重がふつう（BMI* が18.5以上25.0未満）では＋7～12kg、低体重（やせ）（BMIが18.5未満）では9～12kgくらいまで、肥満（BMIが25.0以上）では＋おおよそ5kgが目安です。また、妊娠中期～後期の体重増加量は1週間に300～500g以内が目安とされます。なお、妊娠前の体格区分が普通の場合、BMIが低体重（やせ）に近い場合は、推奨体重増加量の上限に近い範囲の体重増加が望まれ、肥満に近い場合は、下限に近い体重増加が望まれます。妊娠期間中の体重増加量が10kgであるとすると、約3kgの脂肪が、出産後の授乳や育児に備えて蓄積されたことになります。

　＊ BMI（body mass index）＝体重（kg）÷｛身長（m）｝²

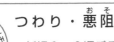

つわり・悪阻（おそ）

　　妊娠6〜8週ごろから、多くの妊婦はつわりを1〜2ヵ月間経験します。空腹時に強く現れる場合が多く、とくに匂いに敏感になり、悪心が続き、食欲が低下します。ひどい場合には、嘔吐することもあります。ただし、この間、ほとんど食事が摂れなくても胎児の発育に影響することはありません。食べられる時に食べたい物を摂取できれば大丈夫です。なお、つわりの現れ方には個人差が大きく、何か食べ続けていないと気持ち悪いといった症状を呈す人もいます。このような場合は、体重が増えすぎないように注意しましょう。

　　つわりの症状がひどく、1日に何回も嘔吐したり、食事や水分の摂取が困難になったりして、脱水症状や栄養失調を起こした状態を悪阻（おそ）といいます。この場合は、輸液などによる治療が行われます。

●子宮の変化

　非妊娠時の子宮は鶏の卵くらいの大きさです。それが、妊娠により、妊娠3ヵ月末頃には握り拳大、4ヵ月では子どもの頭大、5ヵ月では成人の頭大となり、このころには外見的にもお腹が大きくなったことがわかるようになります。10ヵ月の頃までには、みぞおちの上あたりまでの大きさまでに大きくなります（子宮底の長さ35〜39cmくらい）。

●皮膚の変化

　子宮の増大や脂肪蓄積により腹壁が急速に伸展されるために、妊娠線がしばしば現われます。お腹以外にも、乳房、大腿部、臀部などでも見られます。また、色素沈着が強くなります。これは産後しだいに消失します。

●循環血液量の増加と生理的鉄欠乏性貧血

　妊娠3ヵ月を過ぎると血液量は増加し始めます。出産間近には非妊娠時の1.3〜1.5倍までに増えます。全血液量の増加に伴って、赤血球数も次第に増加しますが、血漿量の増加が著しいために、全血比重、ヘマトクリット値、血色素量が低下し、鉄欠乏性貧血のような状態がみられるようになります（妊娠貧血症）。また、妊娠中期から後期にかけては、胎児への鉄供給や母体の赤血球産生の増加のために鉄の需要が高まり、貯蔵鉄が使われて血清鉄は不足状態になることがしばしばみられます。妊娠後期の妊

婦の約 40％に鉄欠乏性貧血が見られます。

●循環器系の変化

血圧は妊娠中期にかけて、やや低下します。血圧は妊娠高血圧症候群の指標として重要で、収縮期血圧 140 mmHg、拡張期血圧 90 mmHg 以上の場合、注意が必要です。

●呼吸器系の変化

子宮が大きくなるにつれて横隔膜が上へと押しやられるので、肩で呼吸するように見えるようになります。呼吸数や呼吸の深さが増加します。

●その他の変化

妊娠後期には、子宮の増大のために膀胱が圧迫されるために頻尿になります。また、便秘がちになることもあります。

妊娠期間を通じて、感情は不安定になりやすく、しばしば大きく変動します。味覚、臭覚の変化や自律神経系の変調などがみられることもあります。

妊娠中に気をつけたい病気

①妊娠高血圧症候群

妊娠（20 週以降）、分娩後 12 週までに高血圧がみられる場合、または高血圧にたんぱく尿を伴う場合のいずれかで、かつ、これらの症状が単なる妊娠の偶発合併症によるものではないものをいいます。

妊婦の約 1 割に見られますが、重症になるケースは 1％程度です。しかし、日本における妊産婦死亡原因の 1 位を占めています。また、これにより妊婦死亡率、周産期死亡率、胎児の発育障害の発生率が高くなることが知られています。

②妊娠糖尿病

妊娠中に発症、あるいは発見された一過性の糖代謝異常です。耐糖能が低下して起こります。妊娠初期の高血糖は奇形や流産を起こしやすく、後期の高血糖は巨大児分娩となる場合が多くなります。

なお、糖尿病の女性が妊娠する場合は、医師と十分に相談し、血糖のコントロールを保つことが何より重要です。妊娠前から妊娠初期の高血糖は、奇形や流産の頻度を高めます。中期以降の高血糖は胎児死亡、巨大児、新生児低血糖などを起こしやすくします。また、個人差は大きいものの総体的にみて、妊娠は糖尿病を悪化させる傾向にあるといえます。

8.2 妊娠期の食生活

花梨「妊娠しているときって、お母さんの体はとっても大きな変化が起こって
いるのね。つわりとか、大変そう」

康子「そうね。個人差もあるけど」

花梨「妊婦さんは、どんな食事をとればいいのか、目安はあるの？」

康子「妊娠期の食事摂取基準があるから、それをみてみましょう」

(1) 食事摂取基準

●エネルギー摂取量

母体の基礎代謝の増加や胎児や胎盤などの組織の増加を考慮して、付加
されます（表8.1）。

●たんぱく質

胎児、胎盤、臍帯、羊水、子宮肥大、循環血液量の増加などのために、
たんぱく質蓄積量が増加するため、付加されます。良質のたんぱく質を多
く摂取する必要があります。

●無機質およびビタミン

マグネシウム、鉄、亜鉛、銅、ヨウ素、セレンで付加量が定められてい
ます。妊婦のマグネシウム欠乏は、妊娠高血圧症候群を引き起こします。
また、早産や死産のリスクを高めます。カルシウムは現在の食事摂取基準
では付加されていませんが、不足しがちなので多く（少なくとも推奨量程
度）摂取することが大切です。

ビタミン A、B_1、B_2、B_6、B_{12}、葉酸、ビタミン C も付加量が定められ
ています。ビタミン D、パントテン酸、ビオチンの目安量も非妊娠期より
多く設定されています。葉酸は妊娠により必要量が顕著に増加し、妊娠の
維持に必要です。

妊娠期のお母さんの体の変化に合わせて
摂取基準量が付加されるのね

表8.1　妊娠期・授乳期の食事摂取基準(抜粋)

栄養素等		18 〜 29 歳 (女性)	30 〜 49 歳 (女性)	妊婦	授乳婦
エネルギー (kcal/日)	推定必要量[1]	2,000	2,050	(付加量)初期 +50 中期 +250 後期 +450	(付加量) + 350
たんぱく質 (g/日)	推奨量	50	50	(付加量)初期 +0 中期 +5 後期 +25	(付加量) + 20
脂質 (%エネルギー)	目標量[2]	20 〜 30	20 〜 30	20 〜 30	20 〜 30
ビタミン A (μgRAE/日)	推奨量[3]	650	700	(付加量)後期 +80	(付加量) + 450
	耐容上限量[4]	2,700	2,700	—	—
ビタミン D (μg/日)	目安量	8.5	8.5	8.5	8.5
	耐容上限量	100	100	—	—
ビタミン B₁ (mg/日)	推奨量	1.1	1.1	(付加量) + 0.2	(付加量) + 0.2
ビタミン B₂ (mg/日)	推奨量	1.2	1.2	(付加量) + 0.3	(付加量) + 0.6
ビタミン B₆ (mg/日)	推奨量	1.1	1.1	(付加量) + 0.2	(付加量) + 0.3
	耐容上限量[5]	45	45	—	—
ビタミン B₁₂ (μg/日)	推奨量	2.4	2.4	(付加量) + 0.4	(付加量) + 0.8
葉酸 (μg/日)	推奨量	240	240	(付加量) + 240	(付加量) + 100
	耐容上限量[6]	900	1,000	—	—
ビタミン C (mg/日)	推奨量	100	100	(付加量) + 10	(付加量) + 45
カルシウム (mg/日)	推奨量	650	650	(付加量) + 0	(付加量) + 0
	耐容上限量	2,500	2,500	—	—
マグネシウム (mg/日)	推奨量	270	290	(付加量) + 40	(付加量) + 0
	耐容上限量[7]	—	—	—	—
鉄 (mg/日) 月経なし	推奨量	6.5	6.5	(付加量)初期 +2.5 中期・後期 +9.5	(付加量) + 2.5
	耐容上限量	40	40	—	—
食塩相当量 (g/日)	目標量	6.5 未満	6.5 未満	6.5 未満	6.5 未満
食物繊維 (g/日)	目標量	18 以上	18 以上	18 以上	18 以上

(日本人の食事摂取基準 (2020 年版)、厚生労働省)

1) 身体活動レベル II の場合。
2) 範囲については、おおむねの値を示したものである。
3) プロビタミン A カロテノイドを含む。
4) プロビタミン A カロテノイドを含まない。
5) ピリドキシン (分子量 = 169.2) の重量として示した。
6) 通常の食品以外の食品に含まれる葉酸 (狭義の葉酸) に適用する。
7) 通常の食品以外からの摂取量の耐容上限量は、成人の場合 350 mg/日、小児では 5 mg/kg 体重/日とする。それ以外の通常の食品からの摂取の場合、耐容上限量は設定しない。

（2）つわりのときの食事の工夫

　第一に、水分補給はこまめにしましょう。つわりのために飲食の量が減りがちなうえに、嘔吐などによる水分排泄があるので、脱水にならないように、口当たりのよい飲みやすい飲料でしっかり水分を摂るようにしましょう。

　匂いに敏感になっている場合が多いので、冷やして匂いを感じにくくしたり（ついでに、口当たりや喉ごしもよくなって食べやすくなります）、脂ものが苦手になっていることも多いので、あっさりした和食系のメニューを選んだり、少しの酸味や香辛料で食欲を増進させたり、炭酸飲料で口をさっぱりさせたりするとよいでしょう。始終食べているような状態は好ましくありませんが、空腹時につわりの症状が強く現れることが多いので、手軽に空腹を紛らわすことができるものを身近に準備しておくこともよいでしょう。調理による匂いもつらいものです。そんなときは市販のお惣菜や冷凍食品などを上手に利用しましょう。なお、個人差が大きいので、自分にあった食べ物、食べ方が見つけられるとよいでしょう。

つわりのときは、無理に食べなくても大丈夫よ。胎児の発育に影響はないの。食べたいと思うときに、食べたい物を、食べられる分だけ食べればいいわ

つわりのときの便秘

　つわりの時期は、人によっては食事量が極端に減少するため便秘がちになる人がいます。また後期にかけては、子宮が大きくなることなどの影響で、便秘がちになります。食物繊維の多い食品を多く摂取するようにしましょう。また、腸を刺激する適量の冷たい飲み物を飲んだり、炭酸飲料を飲んだりすることも効果があります。

（3）喫煙と飲酒の影響

　喫煙：喫煙量が多いほど、出生児の身長、体重が低値傾向となります。早産や、周産期死亡率も高まります。これは、喫煙により、血中のヘモグ

ロビンが一酸化炭素と結合し（一酸化炭素は酸素より結合しやすい）、血液中の酸素量が低下するために、胎盤を通じて供給される胎児への酸素や栄養の補給の妨げになるためです。なお、妊婦自身が喫煙しなくても、受動喫煙によっても低体重児の出産率が高くなります。

飲酒：妊娠初期の大量飲酒は知的障害や運動機能発達障害の原因となります。また、後期では胎児の発育遅延を起こします。過剰なアルコール摂取は、不妊、流産、早産、先天性異常の原因にもなります。また、葉酸利用を阻害することが知られています。

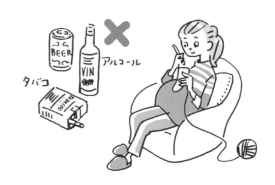

8.3　出産後の体の変化

（1）産褥期の体の変化

産褥期とは、妊娠、分娩による母体の変化が妊娠前の状態に戻るまでの産後6～8週までです。

約10kg増加していた体重が、分娩によって胎児、胎盤、羊水、臍帯などの娩出や出血により5～6kg程度減少します。胎盤がなくなることで乳汁分泌の準備が整い、哺乳刺激により乳汁の分泌が始まります。子宮は分娩後8週前後で元の大きさに戻ります。循環血液量は1～2ヵ月で戻ります。月経は分娩後6～8週で再来しますが、授乳は再来を遅らせる傾向にあります。また、個人差も大きいです。精神的には、自律神経が不安定な時期です。とくに産後1週間位に一過性の不眠やイライラなどの症状（マタニティーブルー）が出ることがあります。

豆知識 ● **［周産期］** 周産期とは、妊娠後期から新生児早期までのお産にまつわる時期を一括した期間をいい、1995年からは、「妊娠22週以降と生後7日未満の新生児期を合わせた時期」と定義されています。

（2）授乳期の体の変化

　産褥期を過ぎると、非妊娠時とほとんど変わらない身体状況に戻ります。出産後6ヵ月程度で、妊娠前の体重に戻るのが好ましいとされています。授乳はかなりの体力を必要とします。夜中の頻回の授乳などもあるので、体調を十分に考慮して無理のないようにしましょう。

8.4 授乳期の食生活

　母乳の質は母体の栄養状態に左右されます。栄養素などのバランスの整った食事を摂るよう心がけます。乳汁の9割近くは水分ですから、十分な水分補給がとくに大切です。

（1）食事摂取基準（p.114 表8.1）

●エネルギー摂取量

　乳汁分泌に関連しての増加分と、約6ヵ月後に妊娠前の体重に戻すことを考慮して、付加されます。

●たんぱく質

　母乳中に含まれる平均たんぱく質量を考慮して付加されます。良質のたんぱく質を多く摂取する必要があります。

●無機質およびビタミン

　母乳中に含まれる無機質およびビタミンの平均量を考慮して、種々の無機質、ビタミンにおいて付加量が設定されています。カルシウムは現在の食事摂取基準では付加されていませんが、不足しがちなので多く（少なくとも推奨量程度）摂取するようにしましょう。

飲酒と喫煙

（お母さんの一口メモ）

　授乳期は飲酒・喫煙を控えましょう。アルコールやたばこの成分は乳汁中に移行します。とくに喫煙は乳幼児突然死症候群（SIDS）の危険を高めるといわれています。

豆知識 ●［**授乳と産後の母体の回復**］哺乳刺激によってプロラクチン（催乳ホルモン）とオキシトシン（射乳ホルモン）というホルモンが分泌されます。これらによって、乳汁は分泌されます。また、オキシトシンは、子宮筋を収縮させる作用があり、子宮復古を促します。

ヒトの一生

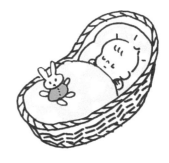

第9章

乳児期の生理と食生活 ～成長期①

祖父「花梨もいつのまにか、中学生か。大きくなったもんだ」

祖母「そうね。元気に育ってくれてうれしいわ。私も子育てには一役かいましたよ」

祖父「私だって、よくあやしたものさ。じいじの顔をみると、にっこり笑って、かわいかったよ」

祖母「あやすだけで、おむつを取り替えたりはしてくれませんでしたね。ミルクを吐くと大慌て。何事かと思いましたよ」

祖父「まあ、いいじゃないか。ふぉふぉふぉほ」

9.1 乳児期の心と体の変化

（1）新生児期の体の特徴

　新生児期とは、生後4週間までの間のことです。とくに生後1週間を早期新生児期といい、自らの力で生きること（呼吸の自立、体温保持、血液循環の変化、乳汁の吸啜、消化・吸収・排泄など）を始める重要な時期です。

●体重の変化

　出生時の体重は約3kgです。新生児期には生理的体重減少があり、出

生時の5〜10%程度体重が減少します。これは胎児期の老廃物の排泄量より哺乳量が少ないために起こります。1週間程度で出生時の体重に戻ります。なお、2500g未満の児を低出生体重児といいます。

●身長

約50cmで誕生します。

●生理的黄疸

出生後2〜3日に黄疸が現れます。これは1週間程度で消失します。通常は経過観察にとどまりますが、症状が強い場合には治療が必要なこともあります。母乳性黄疸の場合は長期間続くこともありますが、一般的に軽度なので、母乳を中止する必要はありません。

●呼吸

新生児は腹式呼吸をしています。1分間に40〜50回と多く呼吸します。

●体温

新生児は体温調節が上手にできません。体重が軽いほどその傾向が強いようです。

(2) 乳児期の体の特徴

1ヵ月以降から満1歳になるまでを乳児期といいます。

●体重の変化

1年間の体重増加は顕著で、3〜4ヵ月で出生時の約2倍（約6kg）、1年後には約3倍（約9kg）に増加します。月齢が早いほど増加の割合が大きくなります。

●身長

体重同様に、月齢が早いほど伸び率が大きく、3ヵ月頃には約60cmに成長します。1年後には出生時の約1.5倍の75cm位となります（図9.1）。

●胸囲・頭囲

胸囲は出生時の約32cmから1年後には約45cmに、頭囲は約33cmが約45cmに成長します。

●大泉門、小泉門

出生時の頭蓋骨は8つの部分に分かれています。生後それらは急速に縫合されていき、1つの頭蓋骨になります。大泉門（前頭部側にある）は約1年半で、小泉門（後頭部側にある）は6ヵ月で閉じます。

119

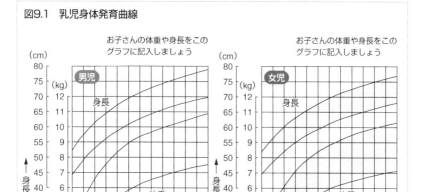

図9.1　乳児身体発育曲線

お子さんの体重や身長をこのグラフに記入しましょう

首すわり、寝返り、ひとりすわり、つかまり立ち、はいはい及びひとり歩きの矢印は、約半数の子どもができるようになる月・年齢から、約 9 割の子どもができるようになる月・年齢までの期間を表したものです。
お子さんができるようになったときを矢印で記入しましょう。

身長と体重のグラフ：線の中には、各月・年齢の 94 パーセントの子どもの値が入ります。乳幼児の発育は個人差が大きいですが、このグラフを一応の目安としてください。なお、2 歳未満の身長は寝かせて測り、2 歳以上の身長は立たせて測ったものです。

（平成 22 年乳幼児身体発育調査報告書、厚生労働省）

▶母子健康手帳には、おおよその発育目安がわかるこんな表が載っています。今も平成 22 年版が使われています。

● 呼吸・循環器

　腹式呼吸で 1 分間に 30 〜 40 回呼吸しています。脈拍数は 120 〜 130 程度です。血圧は成人に比べ低くなっています（収縮期血圧 100 mmHg、拡張期血圧 60 〜 80 mmHg）。

● 体温

　代謝が活発なため、体温は高めです。変動も大きく、特に病的な症状がなくても、環境などの影響で 37.5℃ を超えることもあります。

● 生歯

　6 〜 7 ヵ月頃、まず下の前歯 2 歯が顔をのぞかせます。次は、上の前歯 2 歯と、徐々に生えてきます。1 歳で 8 歯（図 9.2）、3 歳頃までに 20 歯が揃うようになります。個人差が大きいのが特徴です。乳歯は生まれる前から準備されていて、永久歯は乳歯が生え始める 6 ヵ月頃に準備が始まります。歯が生える時期には、一般的によだれがたくさん出るようになります。

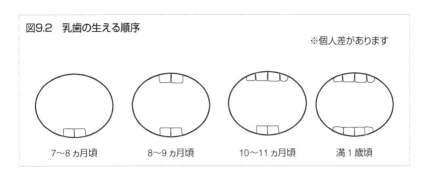

図9.2 乳歯の生える順序

※個人差があります

7〜8ヵ月頃   8〜9ヵ月頃   10〜11ヵ月頃   満1歳頃

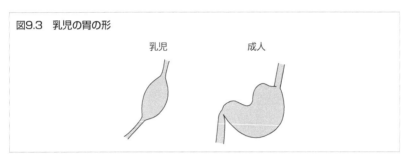

図9.3 乳児の胃の形

乳児   成人

ヒトの一生

祖父「そういえば海人は、1歳近くまで、上の歯が1本しか生えてこなくて、康子さんがたいそう心配したことがあったなあ」

祖母「そうそう、歯が3本の期間が長かったらしく、とても心配していたね。1歳の歯科検診で先生に聞いて「奇数の時期もよくありますよ！」って言われて、少し安心したみたいだったけど。その後、あっという間に、上下4本ずつになりましたね」

●消化と吸収

【口（乳汁の摂取）】 乳児の舌や唇は吸啜（きゅうてつ）に適した構造をしています。初めは、吸啜とそれに続く嚥下は一連の反射運動として行われています。口もとに何かふれると吸い付く動作をするのはそのためです。2〜3ヵ月後には規則的で随意的な哺乳が可能になります。

【胃】 乳児の胃は、成人に比較して垂直に近く、とっくりのような形をしています（図9.3）。また、機能も十分ではありません。その容量は新生児で50 mL、3ヵ月頃で150〜170 mL、1歳で350〜450 mLくらいです。

溢乳、吐乳

　生後２〜３ヵ月ごろまでの乳児は、体の向きを変えたりすると、飲んだミルクを戻すことがよくあります。これは、胃の形や噴門部（胃の入り口）の括約筋の発達が未熟なために起こります。授乳中にミルクと一緒に飲み込んでしまった空気を、授乳後出してあげる（ゲップさせる）と、溢乳、吐乳をだいぶ防ぐことができます。

【腸】　小腸、大腸の機能もまだ未熟です。初めは、乳汁を飲むたびにゆるい便をすることもよくあります。３ヵ月頃になると、排便は１日に２回程度にまとまることが多くなります。

　乳児の便は、母乳栄養児と人工栄養児で、性状や回数が異なります。母乳栄養児では、濃い黄色で水分量が多く、生後１ヵ月位までは１日５回程度、３ヵ月で１日２〜３回の排便があります。人工栄養児では、黄色から緑色系で水分量が少なめです。生後１ヵ月で１日２回程度の排便となります。

●腎臓のはたらき

　腎機能も未熟です。はじめは１日に15〜20回位排尿します。その回数は徐々に減ります。新生児の１日の尿量は100〜200 mL 程度です。

●睡眠

　はじめは乳を飲んでいる以外の時間のほとんどを寝ていた児が、だんだんと起きている時間と寝ている時間の区別がついてきます。個人差はありますが、４ヵ月頃には夜にだいぶまとまった時間寝るようになります。１歳になる頃には、昼間の１〜２回の計２〜３時間くらいのお昼寝と、夜のまとまった睡眠になります。９ヵ月頃から夜泣きをする児もいます。夜泣きはしばらく（幼児期の途中くらいまで）続くこともあります。

この時期のお母さんはなかなか眠れなくて、睡眠不足になりがちです

スキャモンの発育曲線

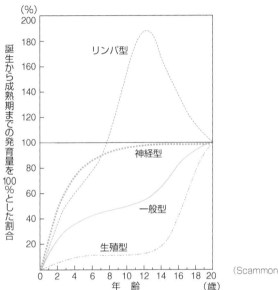

スキャモンの発育曲線

(Scammon.1930)

縦軸：誕生から成熟期までの発育量を100%とした割合

横軸：年　齢　（歳）

ヒトの一生

　この曲線は、20歳の時（成熟期）の各臓器重量を100として、各年齢の臓器重量を百分率で示し、4つのパターンに分類したものです。出生後の各臓器の成長は進行の度合いが器官によって異なることがわかります。

　①**一般型**：身長、体重、呼吸器などの臓器の発育を示します。乳幼児期まで、急速に発育し（第一発育急進期）、その後は次第に緩やかになり、二次性徴が発現しはじめる思春期に再び急激な発育（第二発育急進期；思春期スパート）を示します。

　②**神経型**：脳、脊髄などの神経系は乳幼児期に著しい発育を示します。

　③**リンパ型**：胸腺、リンパ系組織などは、幼児期から学童期にかけて急速に成長し、思春期で最大となり、その後低下します。

　④**生殖型**：生殖器、前立腺、子宮などは思春期まではわずかな成長ですが、それ以降急激に成長します。

　このように、各器官の成長パターンは異なりますが、ヒトの一生のなかで、乳児期の体は劇的に変化し、その後の幼児期、学童期、思春期にも変化を続け、大人の体に近づいていきます。

（3）乳児期の運動機能の発達

　身体的な発育に伴って運動機能が発達します（図 9.4）。発達の順序は、頭部から下肢へ、中心部から末梢へ、粗大運動から微細運動へ、不随意運動から随意運動へ、単純運動から協調運動へと発達していきます。個人差も大きく、体重の影響も受けます。

（4）乳児期の精神の発達

　精神的な発達は、身体的発育、運動機能の発達と深く関係しています。身体および運動機能が順調に発育発達している場合は、精神面の発達も順調であるといってよいでしょう。

　一般的に、1ヵ月頃は鮮やかな色や明るい色、母の声や周囲の音などの外部刺激に反応を示します。2ヵ月頃には物を両目で追ったり、見つめます。あやすと笑うようになります。3〜4ヵ月では見えていた物が見えなくなると探そうとしたり、声を出して笑います。喃語を発するようにもなります。5〜6ヵ月には少し記憶もできるようになり、徐々に記憶力が発達します。7〜8ヵ月頃には好奇心旺盛となり、その場の状況理解もできるようになります。恐怖心なども持つようになります。1歳頃までには意思表示がはっきりし、同年代の子どもへの関心も出てきます（図 9.5）。

図9.4　1歳頃までの子どもの写真

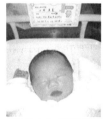

①生後すぐ（2日目）

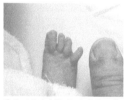

②生まれたばかりの赤ちゃんの足（お父さんの手の親指と比較）

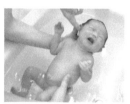

③生後4日目（お母さんによる沐浴）

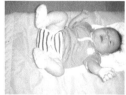

④2ヵ月（肘や膝を軽く曲げて、時々バタバタ動かす）

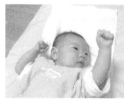

⑤2ヵ月（手を見つめる）

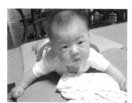

⑥4ヵ月（頭を上げて少し支えられる）

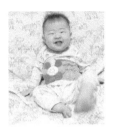

⑦6ヵ月（寄りかかってお座り）

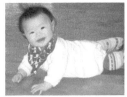

⑧6ヵ月（まだ移動はできません。うつぶせ大好き）

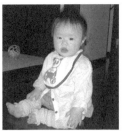

⑨7ヵ月（しっかりと一人座り）

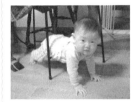

⑩8ヵ月（物を乗り越えながらハイハイ）

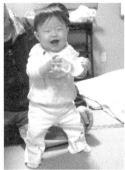

⑪10ヵ月半（つかまらずに一人立ち）

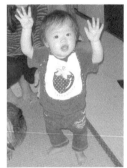

⑫1歳頃（安定して一人で立てます）

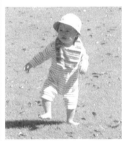

⑬1歳（一人で歩ける）

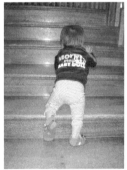

⑭1歳と2ヵ月（階段よじ登り）

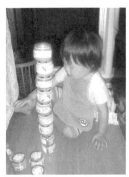

⑮1歳と5ヵ月（たくさん積み上げました）

ヒトの一生

図9.5　乳児期の精神の発達

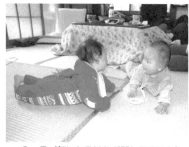
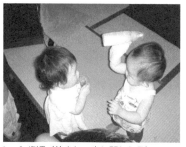

a.　６ヵ月（気になるけれど関われません）　　b.　１歳頃（仲良し。少し関われる）

9.2 乳児期の栄養（食生活）

（1）ミルク期の栄養

　６ヵ月頃までの乳児は、乳汁が主体の栄養素等摂取を行います。

●母乳栄養

　６ヵ月頃までの時期、母乳だけを与える方法です。

　母乳の利点として、栄養面で母乳に勝る物はありません（表9.1）。その成分は乳児にとって最適であり、消化・吸収率も優れ、代謝の負担が少ないとされます。児の発育に伴って母乳の成分も変化します。また、免疫力を高める因子を含んでいます。母子の絆形成にも有効です。

　一方、母乳にはビタミンKが少なく、新生児メレナや乳児ビタミンK欠乏性出血症を起こすことがあります。そのため、現在は、生後１〜２日目頃、７日目頃、生後１ヵ月頃に各２mgのビタミンK_2を予防的に経口投与します。また母乳栄養には、母子感染や、母乳への移行物質（アルコール、喫煙、薬剤など）の問題があります。また哺乳量を把握することが難しいため、母乳不足に気づきにくいことがあります。

表9.1 母乳の成分組成（100 mL当たり）

泌乳期	初乳（3〜5日）	移行乳（6〜10日）	成熟乳[*1]	普通牛乳[*1]
全固形分（g）	12.7	12.7	12.0	12.6
エネルギー（kcal）	66	67	61	61
たんぱく質（g）	2.1	1.9	1.1	3.3
脂質（g）	3.2	3.4	3.5	3.8
乳糖（g）	5.2	5.4	6.4[*2]	4.4[*2]
灰分（g）	0.3	0.3	0.2	0.7
カルシウム（mg）	29.4	30.1	27	110
リン（mg）	16.8	18.6	14	93
鉄（mg）	45.1	42.0	0.04	0.02
ナトリウム（mg）	33.7	27.5	15	41
カリウム（mg）	73.8	73.3	48	150

＊1　日本食品標準成分表 2020 年版（八訂）より
＊2　日本食品標準成分表 2020 年版（八訂）炭水化物成分表編　本表　可食部 100 g 当たりの炭水化物成
　　分表（利用可能炭水化物及び糖アルコール）より

母乳 ―初乳と成乳―

　初乳〜移行乳：分娩後 4〜5 日間分泌される母乳を初乳といいます。初乳は少し黄色味がかった粘性のある乳で、分泌量はわずかです。たんぱく質やミネラルを多く含みます。また免疫グロブリン A（IgA）やラクトフェリンなどの感染防御作用のある物質を多く含んでいます。その後、10 日目頃までの乳を移行乳といいます。

　成乳（成熟乳）：分娩後 10 日目頃からの成分が一定となった乳を成熟乳といいます。初乳に比べたんぱく質含量が少なく、乳糖と脂肪の含量が増え、うすい甘味のある乳です。離乳食が軌道に乗る頃までの乳児の発育に必要な栄養素が適量含まれています。また、ビフィズス菌増殖因子や多くの病原菌に対する抗体も多く含んでいます。

ヒトの一生

●人工乳栄養

　母乳以外の乳汁による方法を人工乳栄養といいます。現在はさまざまな調製粉乳が使われています。調製粉乳は、母乳成分にできるだけ近づくようにさまざまな改良が加えられて作られています（表9.2）。また、母乳に少ないビタミンKを多く含みます。授乳時は母乳を与えるような感じで、抱いてあげましょう。また、飲み残しは処分し、哺乳瓶は洗いましょう。

【治療乳】　特殊用途粉乳として、大豆乳、無乳糖乳、アミノ酸混合乳、カゼイン加水分解乳、低ナトリウム乳などがあります。また、特殊ミルクとして、フェニルケトン尿症、ガラクトース血症などの先天性代謝異常症用の治療乳もあります。

【フォローアップミルク】　必ず使うミルクではありませんが、牛乳の代わりに9ヵ月頃から使用する粉乳です。牛乳と比べて鉄を多く含むなど、離乳期に不足しがちな栄養素を多く含むなどの特徴があります。

●混合栄養

　母乳栄養と人工乳栄養を併用する方法です。毎回の授乳時に母乳の不足分を調製粉乳で補う方法や、授乳ごとに母乳か調製粉乳のどちらかを与える方法があります。

授乳回数と時間

　現在は、母乳栄養がスムーズに進められるようにと、分娩後できるだけ早い時期に、乳汁の分泌の有無とは関係なく、初回の授乳を進めるようになっています。

　母乳栄養では、1回の授乳時間は15～20分程度です。回数は、児が欲しがるだけ与えるようにします。生後1ヵ月くらいまでは2時間起きぐらいで8～15回くらいになります。3ヵ月頃までには4時間おき5回くらいの頻度になります。

　人工乳栄養の場合、一度に飲む量が多めになることから、母乳栄養に比べ1日の授乳回数は少なめになります。

表9.2 市販各社育児用調製粉乳の比較（調整液100 mL当たり）

	A社	B社	A社（フォローアップ）	B社（フォローアップ）
調製濃度（%）	13.5	13	14	14
エネルギー（kcal）	68	67	65	67
たんぱく質（g）	1.5	1.5	2.0	2.0
脂質（g）	3.5	3.6	2.5	2.8
炭水化物（g）	7.8	7.3	8.5	8.3
灰分（g）	0.3	0.3	0.6	0.5
ビタミンA（μgRE）	53	55	70	50
ビタミンC（mg）	9	8	8	7
ビタミンD（μg）	0.9	0.9	0.6	0.7
ビタミンK（μg）	3	2	4	1
β-カロテン（μg）	9	5	14	4
カルシウム（mg）	51	49	100	91
リン（mg）	28	27	50	56
鉄（mg）	0.8	0.9	1.3	1.3
亜鉛（mg）	0.4	0.4	—	—
銅（μg）	43.20	41.60	—	—
タウリン（mg）	4	3	—	—
リノール酸（g）	0.5	0.4	0.3	0.4
DHA（mg）	14	10	10	7
その他	アラキドン酸 セレン フラクトオリゴ糖	オリゴ糖 ラクトフェリン β-ラクトグロブリン	フラクトオリゴ糖	オリゴ糖

調乳の方法

お母さんの一口メモ

〈無菌操作法〉①哺乳瓶、乳首などを消毒します。→②湯ざましを調乳量の6〜7分目まで入れます。→③付属されているスプーンで必要量の粉乳を②に入れ溶かします。→④調乳量まで湯冷ましを加えます。→⑤人肌に冷めたら完成です。

〈終末殺菌法〉①まず調乳します。→②各哺乳瓶にそれぞれ必要な量を入れます。→③まとめて煮沸などの方法で消毒します。

（2）離乳期の栄養

身体的、機能的な発育に合わせて、乳汁だけを摂取していた乳児に、ドロドロ状の食物を与え始め、徐々にその固さ、量、種類を増やしていき、幼児食へと移行する過程を離乳といいます。この間に、乳汁を吸うこと

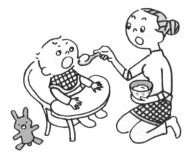

から食物を嚙みつぶして飲み込むことへと発達します。

●栄養状態の変化：離乳の必要性

生後5～6ヵ月頃になると、乳汁だけでは発育に十分な栄養素等が補給できなくなります。そのために、乳汁以外の物の摂取が必要になります。

また、食べ物を嚙んで飲み込むことができるようにならなくてはいけません。さらに、今後の食生活のためにさまざまな食材の味に慣れる必要があります。同時に、味覚、臭覚、視覚などを体験し、精神的な発達を促す必要があります。また幼児期以降の食習慣（食事時間や回数、食べ方など）の基礎を作ることが大切です。

●離乳の進め方の目安

【離乳の準備】　必ず必要ではありませんが、離乳に備え、乳以外の味に慣らすために、うすめた果汁やスープ、おもゆなどの液状のものを与えます。

【離乳の開始】　離乳の開始時期は、5～6ヵ月頃の機嫌のよい日の機嫌のよい時間がよいでしょう。離乳開始の準備が整った乳児のサインには、よだれの増加や、200 mL 程度の乳を飲んでもすぐにお腹が空いて乳を欲しがる、周囲の人が食べる食べ物を見つめるようになるなどがあります。また、首がしっかりすわっていることや、支えれば座れるなども重要です。始めは1種類のドロドロ状のものをスプーン1杯から始めます。徐々に量、種類、回数を増やします。（図9.6）

●卒乳

乳を飲まなくなることを卒乳といいます。離乳完了期になっても、母乳を無理にやめる必要はありません。授乳による安心感やスキンシップによって、情緒が安定します。

図9.6 離乳食の進め方の目安（厚生労働省）

	離乳の開始 ⟹ 離乳の完了			
	以下に示す事項は、あくまでも目安であり、子どもの食欲や成長・発達の状況に応じて調整する。			
	離乳初期 生後5〜6か月頃	離乳中期 生後7〜8か月頃	離乳後期 生後9〜11か月頃	離乳完了期 生後12〜18か月頃
食べ方の目安	○子どもの様子をみながら1日1回1さじずつ始める。 ○母乳や育児用ミルクは飲みたいだけ与える。	○1日2回食で食事のリズムをつけていく。 ○いろいろな味や舌ざわりを楽しめるように食品の種類を増やしていく。	○食事リズムを大切に、1日3回食に進めていく。 ○共食を通じて食の楽しい体験を積み重ねる。	○1日3回の食事リズムを大切に、生活リズムを整える。 ○手づかみ食べにより、自分で食べる楽しみを増やす。
調理形態	なめらかにすりつぶした状態	舌でつぶせる固さ	歯ぐきでつぶせる固さ	歯ぐきで噛める固さ
1回当たりの目安量				
Ⅰ 穀類（g）	つぶしがゆから始める。 すりつぶした野菜等も試してみる。 慣れてきたら、つぶした豆腐・白身魚・卵黄等を試してみる。	全がゆ 50〜80	全がゆ 90〜軟飯80	軟飯80〜 ご飯80
Ⅱ 野菜・果物（g）		20〜30	30〜40	40〜50
Ⅲ 魚（g）		10〜15	15	15〜20
又は肉（g）		10〜15	15	15〜20
又は豆腐（g）		30〜40	45	50〜55
又は卵（個）		卵黄1〜 全卵1/3	全卵1/2	全卵1/2〜 2/3
又は乳製品（g）		50〜70	80	100
歯の萌出の目安		乳歯が生え始める。	1歳前後で前歯が8本生えそろう。 離乳完了期の後半頃に奥歯（第一乳臼歯）が生え始める。	
摂食機能の目安	口を閉じて取り込みや飲み込みが出来るようになる。 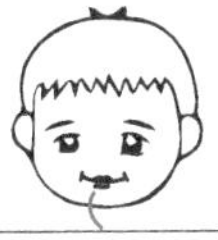	下と上あごで潰していくことが出来るようになる。 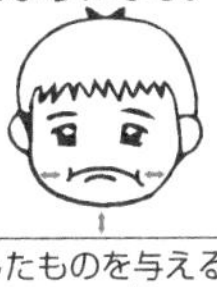	歯ぐきで潰すことが出来るようになる。 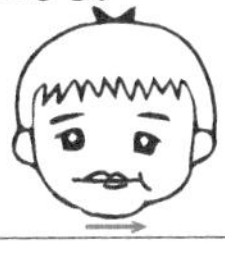	歯を使うようになる。

※衛生面に十分に配慮して食べやすく調理したものを与える

（授乳・離乳の支援ガイド．厚生労働省、2019）

（注）「離乳食の進め方の目安」のなかで、「はちみつは乳児ボツリヌス症予防のため、満1歳までは与えない」と記されている。

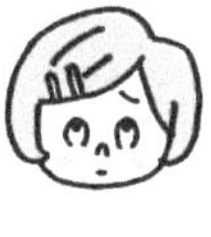

子育てって、いろいろと大変なのね……

ヒトの一生

ベビーフード

　離乳期用の食べ物がさまざまな形態で、多数市販されています。お湯を加えるだけで作ることができるドライタイプのものや、瓶詰めやレトルトパックでそのまま食べられるウェットタイプのものがあります。離乳段階に合わせた、食材、固さ、味（うす味）になるよう配慮して作られています。また、衛生面も安心です。食品添加物も含まれていません。

COLUMN　食物アレルギー

　食物アレルギーは、乳幼児期にみられやすい傾向にあります。離乳を進める際には食品の用い方に注意しましょう。食物アレルギーの予防の観点から、アレルギーの心配の少ないおかゆ（生）から始め、新しい食品を始める時には、一さじずつ与え、乳児の様子を見ながら量を増やしていきましょう。慣れてきたら、じゃがいもや野菜、果物、さらに慣れたらアレルゲンになりやすい豆腐や白身魚などたんぱく質源を多く含む食品も加えて、徐々に種類を増やしていきましょう。なお、症状が出た時に対応しやすいように、初めて与えるものは、体調がよくて機嫌のよい日の午前中にあげるとよいでしょう。一度に大量に与えたり、同じ物ばかり与えないようにすることも大切です。

COLUMN　乳児用調製液状乳

　特別用途食品の乳児用調製液状乳は通常、乳児用液体ミルクと呼ばれています。これは、母乳代替食品の一つです。
　乳児にとって最良の栄養は母乳ですが、母乳が不足した場合、母乳継続が困難な場合に母乳の代替品として使用することができるものが母乳代替食品です。乳児の発育に必要な栄養条件を満たすよう、特別に製造された食品（粉ミルク、液体ミルク）のことをいいます。これらは、特別用途食品のマークが表示されています。2018 年 8 月に食品衛生法の「乳等省令」、健康増進法の「特別用途食品制度」において、液体ミルクに関する基準が定められ、日本で乳児用液体ミルクの製造・販売が解禁されました。

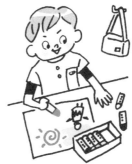

第10章

幼児期の生理と食生活 ～成長期②

祖父「しばらく見ないうちに、海人は体つきががっちりしてきたな」

祖母「小さい頃は、細い体してたのに、たくましくなりましたね」

祖父「昔から、活発な子だったからな。三輪車を漕ぐスピードなんぞすごかったぞ」

祖母「そうそう、そういえば、あの子、たしか、うるめの一夜干しが好きだったわよね。しょっぱいから心配だったんだけど、それにしても、誰が教えたのかしらね。ねえ、お父さん」

10.1 幼児期の体と心の変化

　満1歳から6歳未満（就学前まで）を幼児期といいます。人間形成の基礎となる大切な時期です。体のさまざまな機能はまだ未熟で、成熟への過程にあります。

（1）体の変化

●体重の変化

　年間の増加量は乳児の頃の1/4程度になります。2歳で11kg、4歳で15kg、6歳で20kgくらいです。乳児期の丸みを帯びた体型が、徐々になくなります。

● 身長

体重と同様に、乳児の頃の 1/4 程度の伸びになります。2 歳で 85 cm、4 歳で 100 cm、6 歳で 110 〜 115 cm くらいとなります（図 10.1）。

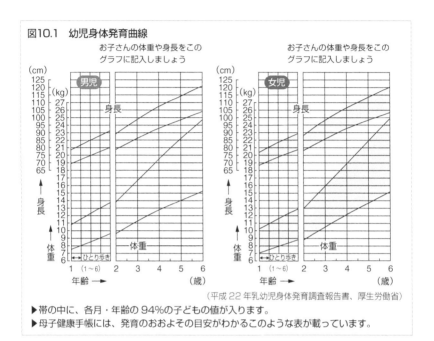

図10.1　幼児身体発育曲線

（平成 22 年乳幼児身体発育調査報告書、厚生労働省）

▶帯の中に、各月・年齢の 94％の子どもの値が入ります。
▶母子健康手帳には、発育のおおよその目安がわかるこのような表が載っています。

● 呼吸・循環器

幼児期になると、胸式呼吸も確立されてきます。1 分間に 20 〜 25 回程度呼吸します。脈拍数は 100 程度です。血圧は成人に比べ低い値（収縮期血圧 90 〜 100 mmHg、拡張期血圧 60 〜 70 mmHg）です。

● 体温

代謝が活発なため、体温はやや高くなります。また体温調節中枢の機能が未熟なため、変動が大きいのも特徴です。

● 生歯

3 歳頃までに 20 歯が揃い、噛み合わせができるようになります。この時期に、永久歯はすでに準備され始めています。

● 消化と吸収

まだ十分に発達してはいないものの、消化、吸収機能は向上し、多くの

ものが食べられるようになります。ただし、量や衛生面には特に注意が必要です。

●腎臓のはたらき

　1歳半頃から2歳頃までに、尿意を感じても排尿を抑制することができるようになります。同時に、尿意を教えてくれるようになります。また3歳頃までに自分でトイレに行くことができるようになります。しかし、尿の濃縮能力が未熟なため、1日の尿量は多いです。

●睡眠

　2歳頃までは、1〜2時間の昼寝を含めて12時間程度の睡眠をとります。3歳以降になると、昼寝は特に必要にならない場合が多く、夜に10〜11時間程度寝ます。

(2) 幼児期の運動機能の発達

　1歳を過ぎる頃には、中枢神経系などの発達に伴って、下肢を使う歩行や階段の上り下りなどができるようになります。また、手指を使う細かな動作（記号を書く、色を塗る、はさみを使うなど）ができるようになります。幼児期にほとんどの動作、作業ができるようになります。

(3) 幼児期の精神の発達

　言葉や知能、情緒などが著しく発達します。特に、喜びや悲しみ、怒りや失望、恐れなどの感情がわかるようになります。この時期の特徴としては、現実と非現実の区別がつかない、考える力は自己中心的であるなどがあります。それらは6歳になる頃には卒業しています。2歳頃によくみられる反抗期は自我の芽生えの表れです。3歳頃には友達と遊べるようになります。6歳頃までには意識して物事を記憶することができるようになります。

カウプ指数

　乳児期・幼児期の体格の評価には、身体発育曲線のほかに、カウプ指数もよく用いられます。カウプ指数は

体重（kg）/ ｛身長（cm）｝^{2} × 10000

で求められます。15〜17.9が正常発育、13〜14.9がやせぎみ、13未満がやせ、18〜19.9が肥満ぎみ、20以上が肥満と判定します。

ヒトの一生

COLUMN 一人で食べられるようになる

　一人で食べられるようになるには、微細運動能力の発達と精神的な発達が必要です。まず、自分で食べたいという意欲が必要で、その意欲のもと、手づかみ食べからスプーンやフォークを使うことができるようにと、徐々に自分一人で食べることができるようになっていきます。初めはかなり汚れ（汚され）ますが、それは覚悟して、やりたいようにたくさんやらせることが、一人で食べられるようになる早道のようです。

10.2 幼児期の栄養（食生活）

　まだまだ体は小さいものの、発育、発達がさかんなため、多くの栄養素等を必要としています。幼児期は食習慣の確立に大変重要な時期です。

（1）幼児期の栄養の特徴

　6歳頃までに、ほとんどのものが食べられるようになりますが、それまでの移行段階であること（離乳食から幼児食へ）を考慮しなければなりません。嚙む力の発達段階にあった調理法で料理しましょう。また、感染に対する十分な抵抗力がついていないので、衛生面には十分注意が必要です。

　情緒の発達に伴って、好き嫌いの意思表示もはっきりしてきます。また、好奇心旺盛な時期のために遊び食べなどの問題行動がみられたりします。

　マナーを含めた食習慣のみならず、食材の経験なども含めた、食生活のすべての基礎が築かれる時期にあたります。

（2）間食

　1日に摂取したい栄養素等の量は、幼児期の体の大きさのわりにかなり多い量になります。そのために、朝、昼、夕の3回の食事では十分な量の栄養素等を摂ることができず、1日に1〜2回の間食が必要です。1日の間食の量は、1日のエネルギー摂取量の10〜20％が適当となります。

　この時期の間食は、栄養素等の補給が目的ですので、軽食としてとらえて、メニューはおにぎりやサンドイッチ、ふかし芋、フルーツヨーグルトなどとし、菓子などを与えることはできるだけ避けましょう。ただし、心理的な満足感や気分転換にも間食は有効なので、食材選びを工夫しましょう。

幼児期には、おやつ
が大切なんだね

（3）水分補給

　幼児の水分必要量は成人の2～3倍に当たります。しっかりと水分補給をさせてあげましょう。特に、まだのどが渇いたことを伝えられない時期は、周囲の大人が注意して、こまめに水分補給をさせましょう。なお、通常の水分補給は水や麦茶などが好ましく、果汁やスポーツ飲料などは飲ませすぎに注意しましょう。

お母さんの一口メモ

幼児期の果汁、スポーツ飲料

　適量の摂取は問題ありませんが、水分補給の度に果汁やスポーツ飲料を用いることは肥満や、むし歯の原因になります。また、食欲を低下させ、食事をおいしくきちんと食べることができなくなったりします。ただし、発熱や遊びなどで多量に発汗した時などは、スポーツ飲料を上手に利用するとよいでしょう。また、下痢をしている時などの水分補給にも適しています。

10.3　幼児期の食の問題点

（1）肥満

　幼児期の肥満は成人期に移行しやすいと言われています。近年、子どもにも生活習慣病がみられるようになったことが問題となっています。肥満はほとんどの生活習慣病の原因となるので、肥満にならないように予防することが大切です。決まった時間に食事をする、活動的に過ごすなどしましょう。

（2）欠食

　とくに朝食の欠食は、①体温上昇を遅らせる、②身体活動レベルの上昇を遅らせる、③脳のエネルギー源が不足するため集中力や記憶力が低下す

る、④排便の習慣ができない、など、多くの問題がみられます。この時期の欠食は大人の責任です。欠食がないように食事を準備し、与えましょう。遅い時間の夕食や夜食などは、朝食時の食欲減退をしばしば起こします。夕食も早めの時間に食べられるように、生活全体のリズムを整えるようにしましょう。

(3) 偏食

　幼児期には野菜嫌いが多くみられます。同じ栄養素を含む別の食材の摂取が可能であれば大きな問題ではありませんが、嫌いな食材が多い場合や、どんな調理法を使っても食べられない場合などでは、栄養不良や病気などへの抵抗力の低下などを起こすことがあります。ときには、咀嚼能力の発達に合わない調理法のために嫌いなこともあるので、調理法を変えたり、工夫しましょう。周囲が「これ、おいしいね」などと言葉をかけながら食べることで好き嫌いがなくなることも多くあります。さまざまな種類の食材をおいしく食べることができることは、食を豊にしてくれます。

遊び食べ・手づかみ食べ

　「遊び食べ」とは、遊びながら食べたり、食べ物をおもちゃのようにして遊びながら食べることです。さまざまなことに興味を持つようになった証拠です。食事時間を決めて（例えば 20 分間）、食べ終わってなくても片付けるなどすることで、徐々になくなるでしょう。また、食事時間に十分にお腹が空いていることも、遊び食べを防ぐよい方法です。菓子類などの間食を与えすぎない、甘い飲料を与えすぎないなども有効です。

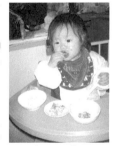

　離乳完了期の「手づかみ食べ」は、成長過程で大切な行動です。食べ物に興味を持つようになった証拠ですし、手で触ることでさまざまな感触を学習します。例えばパンは持っても手が汚れないけど、ヨーグルトは手ではつかめないとか……。さらに、食べ物を口へ運ぶ訓練にもなります。スプーンやフォークを使って食べるようになる前段階なのです。汚されても困らない準備をして対応しましょう。

手づかみ食べ

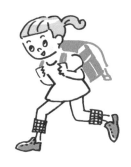

第11章

学童期の生理と食生活 ～成長期③

康子「花梨と小学校が一緒だった、学くん。私立の中学に行ったのよね。この前、駅で見かけたわよ。テニスラケットを持って、背も高くなって、ちょっと見違えたわ」

花梨「へえ、小学校のときは、私より背が低かったのに。ふーーん……」

康子「小学校のときは、女の子のほうが大人っぽかったというか、おませちゃんだったからね。花梨もバレンタインデーに手作りチョコをあげたりしたわよね。ほとんどお母さんが手伝ったけど」

花梨「今は一人でできるよ！」

11.1　学童期の心と体の変化

　学童期とは、小学校入学から卒業までの6年間、6歳から11歳までの時期をいいます。6～7歳を小学低学年、8～9歳を小学中学年、10～11歳を小学高学年と区分することもあります。

　女子は小学高学年頃から思春期に入りますが、男子は女子より2～3年遅れて思春期が訪れます。学童期は、骨格や筋肉の発達に伴い、体力や運動能力の発達が目覚ましく、また、家庭外での生活や行動範囲が広がり、自我に目覚める時期です。

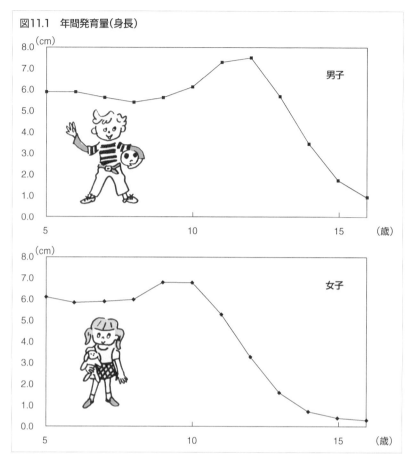

図11.1　年間発育量(身長)

（男子）

（女子）

(1) 体の発育

　この時期は、第一発育急進期（新生児期から乳幼児期）と第二発育急進期（思春期）の間の、発育の比較的安定した時期です（p.225 付表 1 参照）。身長の年間発育量（図 11.1）は、男子は 6 〜 9 歳頃までは 5 〜 6 cm 程度、女子は 6 〜 8 歳頃までは 6 cm 程度のほぼ一定した増加を示し、男子では 11 歳頃に最大の発育量を、女子では 9 〜 10 歳時に最大の発育量を示します。女子は 9 〜 10 歳頃に発育急進期に入り、男子に比べ身長が高くなりますが、男子が発育急進期に入る 11 〜 12 歳頃には逆転し、男子の身長の伸びが著しくなります。

● 骨の発達

　学童期は骨格も著しく成長し、最大骨量に到達するまでの重要な時期でもあります。この時期の骨端は、はじめ軟骨と呼ばれる軟らかい骨でできていますが、体の成長に合わせて上下長径方向と横方向の両方向に発育し、体を動かすことによって骨の周囲の骨膜表面で活発に骨が作られます（図11.2）。

　骨の成長を手首の骨を例に挙げてみましょう。図11.3に示すように、手首の骨は、完成すると10個の骨（手根骨8個、尺骨遠位骨端、橈骨遠位骨端）から成ります。1歳頃の手根骨は2個程度石灰化（化骨）し、12歳頃にほぼ全部が揃い、16歳頃には完成に近づき、硬くて太い丈夫な骨に成長します。

　このような骨の成長に伴い、身体各部位の長さも成長し、成人体型に近づき、また、骨格筋量も増大してきます。呼吸・循環器系の機能も上昇し、筋力、持久力、運動能力も高くなってきます。

● 歯の発達

　歯の発達も大きく変化する時期で、6歳頃から乳歯が永久歯へと生え替わり、12歳頃までには、第2小臼歯までほぼ永久歯となり、計24本（成人期には28〜32本が揃う）が生え揃います。

　この時期はむし歯（う歯）の発症頻度が高く（図11.4）、むし歯予防のための正しい歯磨きなどの指導が重要です。

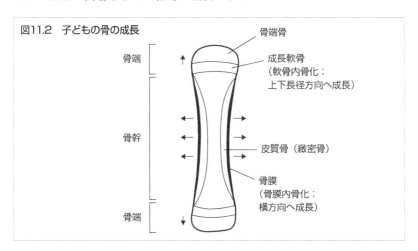

図11.2　子どもの骨の成長

骨端骨

骨端

成長軟骨
（軟骨内骨化；
上下長径方向へ成長）

骨幹

皮質骨（緻密骨）

骨膜
（骨膜内骨化；
横方向へ成長）

骨端

ヒトの一生

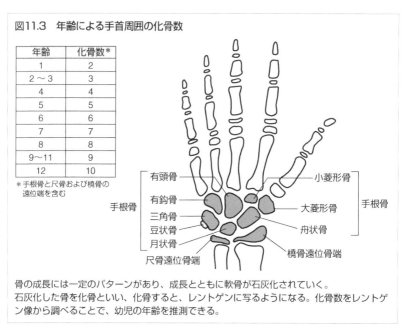

図11.3 年齢による手首周囲の化骨数

年齢	化骨数*
1	2
2～3	3
4	4
5	5
6	6
7	7
8	8
9～11	9
12	10

＊手根骨と尺骨および橈骨の
　遠位端を含む

有頭骨
有鈎骨
手根骨
三角骨
豆状骨
月状骨
尺骨遠位骨端

小菱形骨
大菱形骨
手根骨
舟状骨
橈骨遠位骨端

骨の成長には一定のパターンがあり、成長とともに軟骨が石灰化されていく。
石灰化した骨を化骨といい、化骨すると、レントゲンに写るようになる。化骨数をレントゲン像から調べることで、幼児の年齢を推測できる。

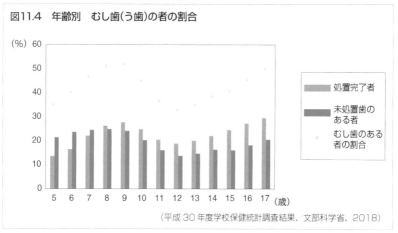

図11.4 年齢別 むし歯(う歯)の者の割合

処置完了者

未処置歯の
ある者

むし歯のある
者の割合

(平成 30 年度学校保健統計調査結果、文部科学省、2018)

(2) 心（精神性、社会性）の発達

　心理的発達においては、6 歳頃までに心理的に独立し、家族以外との人との交流もできるようになり、9 歳頃までには友達との交流、競争心、集団との関わりなど、社会性が発達します。11 歳頃には、知的発達が目覚ましくなり、また、理論的、抽象的思考ができるようになり、思春期に入

る頃になると、独立心が著しくなり、第二反抗期が訪れます。

（3）身体発育の評価指標

　学童期の身体発育の評価指標として、ローレル指数（Rohrer index）がよく用いられます。ローレル指数は、

$$体重（kg）/\{身長（cm）\}^3 \times 10^7$$

で算出されます。一般には、平均は 120 〜 140、やせ 100 未満、肥満160 以上とします。ローレル指数は身長による変動が大きく、身長の高い児童では過小評価され、身長の低い児童は過大評価されることから、身長別の肥満基準は、身長 110 〜 129 cm で 180 以上、130 〜 149 cm で 170 以上、150 cm 以上で 160 以上としています。

　なお、学校保健統計調査では、性別、年齢別、身長別標準体重から肥満度を算出し、肥満度が 20% 以上の者を肥満傾向児、−20% 以下の者を痩身傾向児としています。その際の肥満度の求め方は、図 11.8（p. 151）の通りです。

肥満とやせ

・**肥満**：近年の学校保健統計調査結果によると、学童期の肥満傾向児は、年齢の上昇とともに増加を示しています。小学 1 年生では男子、女子ともに約 4.5%、小学 6 年生では男子 10%程度、女子約 9%であり、男子のほうが女子に比べ高値でした。この傾向は近年変わらず、2003 年頃からほぼ横ばいに推移しています。学童期の肥満は高い確率で成人肥満に移行するといわれており、成人期の生活習慣病発症のリスクを高めることが危惧されるため、適正体重の維持・管理が重要です。

・**やせ**：近年、やせ願望、ダイエット志向が低年齢化してきています。学童期の痩身傾向児も年齢の上昇とともに増加を示し、小学校 6 年生では、男女ともに約 3%の出現率でした。最近になって男女ともに出現率が減少している学年も出てきていますが、男子においては、1977 年以降、全体としては概ね増加傾向となっています。体の発育発達のさかんな時期に、無理な、間違った食事制限（いわゆるダイエット）をしたり、偏食など食生活が乱れると、それらが誘因となって、栄養不足状況に陥り低栄養となり、やせ（るい痩）を呈することがあります。また、体に変調をきたし、女子であれば月経不順になったり、骨や永久歯、さらには身体の発育に影響を生ずることもあります。

ヒトの一生

食行動異常、とくに心因性の摂食障害といわれる神経性食欲不振症および神経性過食症の発症には注意をしておく必要があります（p. 163）。

11.2 学童期の食生活

学童期は、思春期に備えるための重要な時期であり、健康管理のうえで望ましい適正な食習慣を確立させる大切なときです。特に、学校、家庭、地域などの連携を図りながら食育を推進させることが重要です。

また、食に対する自己管理能力を育てるための生きた教材としての "学校給食" の役割は大きいといえます。

（1）児童生徒の生活状況について

いつでも、どこでも何でも食べられるという食環境は、決して豊かな食生活環境とはいえず、むしろ、生体のリズムや生活リズムを狂わせている可能性が大きいといえるでしょう。

食生活の基本は家庭にあるといっても過言ではありません。しかし、現状の家庭での食生活のあり方には、かつての当たり前の食卓を囲んでの団らんから、孤食、個食などさまざまな問題を抱えています。

● 朝食摂取状況

「朝ごはんを食べない」で、学校に通う生徒がいます。朝ご飯を食べない（朝食を欠食する）ことがある児童・生徒はどのくらいいるのでしょうか？ 2010 年（平成 22 年）度「児童生徒の食事状況等調査（独立行政法人 日本スポーツ振興センター）」の結果（図 11.5A）では、約 10 〜 15% 程度を示し、また男女と比較すると、「ほとんど食べない」を回答した児童・生徒は、小学校・中学校ともに男子のほうが多くいました。

欠食の主な理由は、「食欲がないから」「食べる時間がないから」「太りたくないから」で、「朝食が用意されていないから」も数パーセントいました。この傾向は、その後の類似の調査結果においても同様です。

朝って、あんまり食欲がないのよね

夜ふかししておやつ食べてるからよ

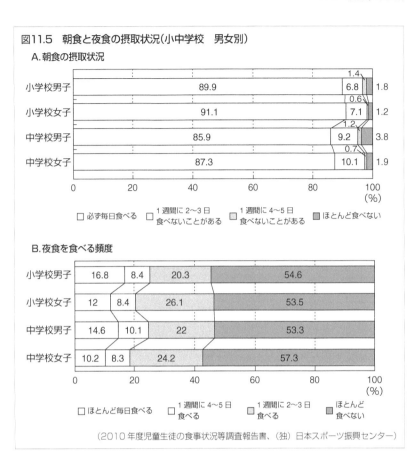

図11.5　朝食と夜食の摂取状況（小中学校　男女別）

A. 朝食の摂取状況

	必ず毎日食べる	1週間に2～3日食べないことがある	1週間に4～5日食べないことがある	ほとんど食べない
小学校男子	89.9	6.8	1.4	1.8
小学校女子	91.1	7.1	0.6	1.2
中学校男子	85.9	9.2	1.2	3.8
中学校女子	87.3	10.1	0.7	1.9

B. 夜食を食べる頻度

	ほとんど毎日食べる	1週間に4～5日食べる	1週間に2～3日食べる	ほとんど食べない
小学校男子	16.8	8.4	20.3	54.6
小学校女子	12	8.4	26.1	53.5
中学校男子	14.6	10.1	22	53.3
中学校女子	10.2	8.3	24.2	57.3

（2010年度児童生徒の食事状況等調査報告書、（独）日本スポーツ振興センター）

ヒトの一生

Pick up　孤食

　子どもは朝食を誰と一緒に食べているのでしょうか？

　2010年度児童生徒の食事状況等調査報告書によると、朝食を一人か、子どもだけで食べる小中学生は、5割近くを示し、特に中学生では、男女とも5割を超えています。一人で食べる食事を"孤食"と呼んでいます。食事を「家族そろって食べる」児童生徒は、望ましい生活習慣が身についている傾向であることも報告されています。親のいない子どもまかせの孤食が進むと、子どもの栄養状態が偏ることが懸念されます。

●半数以上が夜食を食べている

　学童期の食生活の乱れの原因の１つとして、夜食があげられます。2010年（平成 22 年）度「児童生徒の食事状況等調査（独立行政法人 日本スポーツ振興センター）」の結果によると（図 11.5B）、児童で夜食を「ほとんど毎日食べる」、「１週間に４〜５日食べる」、「１週間に２〜３日食べる」と回答した者をあわせると、半数ほどいます。

　規則正しい生活リズムや食生活を送るよう、さらには夜食を摂取する際の適切な食品選択などを、周囲が指導することが大切です。

● 1 日 3 度の食事は大切

　朝食の欠食状況と不定愁訴との関係をみたところ、図 11.6 に示すように、朝食を欠食する者は、「朝なかなか起きられず、午前中身体の調子が悪い」、「何もやる気が起こらない」などの不定愁訴を感じる割合が高値を示しています。

　また、朝食を「一人で食べる」と回答した児童生徒では、不定愁訴を呈する割合が高く、「大人の家族の誰かと一緒に食べる」、「家族そろって食べる」と回答した児童生徒では、不定愁訴を呈する割合が低くなっています。朝食を「必ず毎日食べる」児童生徒は、早寝早起きの望ましい生活習慣が身についており、食事のマナー・偏食・菓子類に対する食意識が高い傾向が示されました。

　また、学校給食を「いつも全部食べる」児童生徒は、朝食摂取状況や栄養バランスを考えて食べるなど、望ましい食習慣を身につけている割合が高い傾向も示されています。

　一方、学校給食を「いつも残す」と回答した児童生徒は、「いつも全部食べる」と回答した児童生徒に比べて、「たちくらみやめまいを起こす」、「身体のだるさや疲れやすさを感じることがある」などの不定愁訴を呈する割合が高く、「ない」と回答した児童生徒の割合が低かったことが示されました。学童期に、１日３度の食事は心身の健康の維持・増進に重要であること、生きる力の基本であることを認識するよう指導していくことがきわめて大切でしょう。

（2）学校給食の有無による栄養摂取状況

　2010 年（平成 22 年）度に発表された小学 3 年生、小学 5 年生、中学 2

146

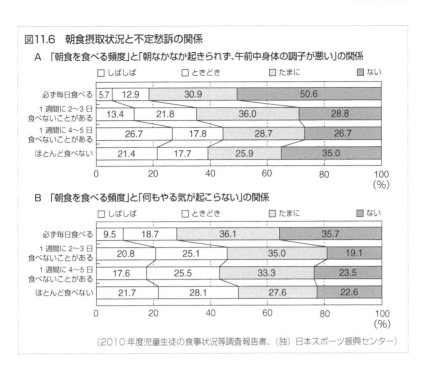

図11.6 朝食摂取状況と不定愁訴の関係

A 「朝食を食べる頻度」と「朝なかなか起きられず、午前中身体の調子が悪い」の関係

□ しばしば　□ ときどき　□ たまに　■ ない

必ず毎日食べる	5.7	12.9	30.9	50.6
1週間に2～3日食べないことがある	13.4	21.8	36.0	28.8
1週間に4～5日食べないことがある	26.7	17.8	28.7	26.7
ほとんど食べない	21.4	17.7	25.9	35.0

B 「朝食を食べる頻度」と「何もやる気が起こらない」の関係

□ しばしば　□ ときどき　□ たまに　■ ない

必ず毎日食べる	9.5	18.7	36.1	35.7
1週間に2～3日食べないことがある	20.8	25.1	35.0	19.1
1週間に4～5日食べないことがある	17.6	25.5	33.3	23.5
ほとんど食べない	21.7	28.1	27.6	22.6

(2010年度児童生徒の食事状況等調査報告書、(独)日本スポーツ振興センター)

年生の、学校給食のある日とない日の児童生徒の食事状況等調査（(独)日本スポーツ振興センター）の結果をみてみると、給食のない日では、給食のある日に比べ、すべての栄養素の摂取量が下回っています（食塩摂取量を除く）。図11.7には、各栄養素等の調査結果の一部を示していますが、とくにカルシウムは給食のない日の摂取量が大きく低下していました。家庭での食事が、いかに全体的に栄養不足であるかがわかります。このデータからも発育期にある学童の家庭における食生活を見直すことが必要であると考えられます。家庭での食事において、主食・主菜・副菜をそろえた栄養バランスの良い、積極的な栄養摂取とともに、牛乳・乳製品の摂取習慣を心がけることが大切です。なお、学校給食の有無による栄養摂取状況についての調査結果は、2010年以降の類似の調査においても同様の結果が示されており、今もなお、給食のない日で栄養素摂取不足傾向は続いています。

生きた教材としての学校給食を通して、子どもたちに食生活の重要性を指導していくとともに、食事の大切さを家庭（保護者）へ指導・啓発していくことも大切なことです

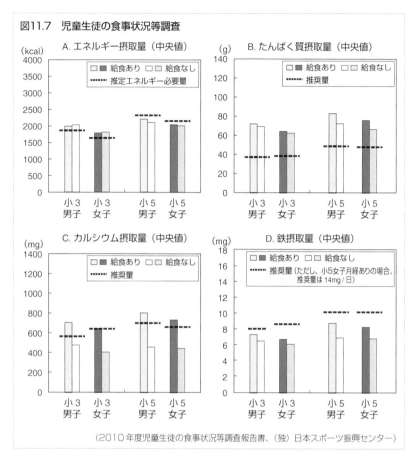

図11.7　児童生徒の食事状況等調査

(2010年度児童生徒の食事状況等調査報告書、（独）日本スポーツ振興センター)

COLUMN　食育

　国民一人ひとりが、生涯を通じた健全な食生活の実現、食文化の継承、健康の確保などが図れるよう、自らの食について考える習慣や食に関するさまざまな知識と食を選択する判断力を楽しく身につけるための学習等の取り組みを"食育"といいます。

　2005年（平成17年）6月に"食育基本法"が成立しました。特に、子どもたちに対する食育を重視し、教育関係者が積極的に子どもの食育を推進するよう努めることとともに、国および地方公共団体が学校における食育の推進のための各種施策に取り組むことを求めています。文部科学省では、栄養教諭制度の円滑な実施をはじめ、食育推進交流シンポジウムの開催、食生

活学習教材の作成・配布や学校給食における地場産物の活用の推進などの取り組みを通じて、学校における食育の推進に積極的に取り組んでいるところです。

11.3　学童期の栄養管理

（1）食事摂取基準

学童期の食事摂取基準（表 11.1）の年齢区分は、6 ～ 7 歳、8 ～ 9 歳、10 ～ 11 歳とされています。

●エネルギー（推定エネルギー必要量）

成長期であるため、身体活動に必要なエネルギーに加えて、発育に相当する量のエネルギーの確保（組織増加分のエネルギー：エネルギー蓄積量等）が必要です。1 日に必要とされるエネルギー量は、次の式で算出されます。

推定エネルギー必要量

＝（基礎代謝量×身体活動レベル）＋性・年齢別エネルギー蓄積量

（p. 159　表 12.1）

●たんぱく質

筋肉や臓器組織の発育発達など、活発な発育のために必要量は増加しています。

●脂質

脂肪エネルギー比率は、成長期である 1 ～ 17 歳では、20% 以上 30% 未満としています。脂質の過剰摂取が生活習慣病のリスクを高める要因となっていることが指摘されており、とくに学童期の肥満や脂質異常症（旧高脂血症）発症を誘因することが危惧されます。したがって、飽和脂肪酸を多く含む動物性脂肪を控えるとともに、多価不飽和脂肪酸を多く含む植物油（リノール酸、α-リノレン酸など）や魚油（イコサペンタエン酸：IPA（または EPA）や、ドコサヘキサエン酸：DHA など）を適正量摂取することも必要でしょう。とくに魚介類は積極的に食べましょう。

●カルシウム

身体の発育に伴い、骨格の形成・発育もさかんな時期なため、カルシウ

ヒトの一生

表11.1　食事摂取基準　学童期(身体活動レベルⅡ)

年齢		6〜7歳		8〜9歳		10〜11歳	
性別		男	女	男	女	男	女
エネルギー (kcal/日)	推定エネルギー必要量	1550	1450	1850	1700	2250	2100
たんぱく質 (g/日)	推奨量	30	30	40	40	45	50
脂質 (%エネルギー)	目標量	20〜30	20〜30	20〜30	20〜30	20〜30	20〜30
ビタミンA (μgRAE/日)	推奨量	400	400	500	500	600	600
	耐容上限量	950	1200	1200	1500	1500	1900
ビタミンB₁ (mg/日)	推奨量	0.8	0.8	1.0	0.9	1.2	1.1
ビタミンB₂ (mg/日)	推奨量	0.9	0.9	1.1	1.0	1.4	1.3
ビタミンC (mg/日)	推奨量	60	60	70	70	85	85
カルシウム (mg/日)	推奨量	600	550	650	750	700	750
	耐容上限量	—	—	—	—	—	—
鉄 (mg/日)	推奨量	5.5	5.5	7.0	7.5	8.5	8.5(月経無) 12.0(月経有)
	耐容上限量	30	30	35	35	35	35

(日本人の食事摂取基準 (2020年版)、厚生労働省)

ムも不足しないよう十分量摂取することが大切です。

●鉄

　この時期は身体の成長に伴って体内に鉄が貯蔵されるため、鉄の推奨量は年齢の上昇とともに増加します。とくに、鉄欠乏性貧血の予防のためにも不足しないよう摂取することが大切です。

●ビタミン

　各種ビタミン類は、身体の正常な発育・発達に重要であるため、食事摂取基準の推奨量や目安量を目標に摂取することが望まれます。

COLUMN　学童期に自己管理能力を身につける

　学童期において、子ども自身の食物摂取のための自己管理能力を身につけ高めることは、生涯にわたる適正な食習慣の確立と心身の健康増進のためにきわめて重要な課題です。子ども自身が自分の健康は自分で守るという意識を持ち、日々の生活を送ることができるようにすることが大切であり、そのためには、子どもの成長に応じた自己管理能力を育てることが必要です。

へぇーそうなんだ。子どもは何も知らずに育っていますけど……

ヒトの一生

図11.8　肥満度の求め方（身長別標準体重による）

肥満度（過体重度）

＝〔実測体重（kg）－身長別標準体重（kg）〕／身長別標準体重（kg）× 100（%）

※身長別標準体重（kg）＝a ×実測身長（cm）－ b

年齢＼係数	男 a	男 b	女 a	女 b
5	0.386	23.699	0.377	22.750
6	0.461	32.382	0.458	32.079
7	0.513	38.878	0.508	38.367
8	0.592	48.804	0.561	45.006
9	0.687	61.390	0.652	56.992
10	0.752	70.461	0.730	68.091
11	0.782	75.106	0.803	78.846
12	0.783	75.642	0.796	76.934
13	0.815	81.348	0.655	54.234
14	0.832	83.695	0.594	43.264
15	0.766	70.989	0.560	37.002
16	0.656	51.822	0.578	39.057
17	0.672	53.642	0.598	42.339

出典：財団法人日本学校保健会『児童生徒の健康診断マニュアル（改訂版）』平成 18 年

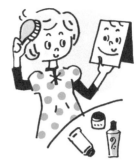

第12章

思春期の生理と食生活 ～成長期④

健太「最近の花梨は、女の子らしくなってきたな。父親の自分が言うのもなん
　　　だが、あいつは美人だな」

康子「私の娘ですもの、かわいいに決まっているわ」

健太「まだ、ボーイフレンドとかは、いないだろうな」

康子「さあ、どうでしょうね」

12.1　思春期の心と体の変化

（1）思春期とは？

　思春期とは、小児から成人へと成長・発達する過程の時期であり、
WHO（世界保健機関）によると、①第二次性徴の出現（後述、p.155 参照）
から性成熟までの段階、②子どもから大人に向かって発達する心理的なプ
ロセス、ならびに自己認識パターンの確立段階、③社会経済上の相対的な
依存状態から完全な自立までの過渡期と定義されています。

　思春期は一般に男子では 10 ～ 12 歳で始まり 18 ～ 19 歳頃まで、女子で
は 8 歳頃から始まり 16 ～ 18 歳頃までをいいますが、思春期の始まりと終
わりは個々人によって異なり、思春期の年齢区分は明確ではありません。
日本産科婦人科学会では、8 ～ 9 歳から 17 ～ 18 歳までを思春期と捉えて

います。

　思春期は、小児期から成人期へと発達していくための基礎づくりのための重要な時期です。しかし、体の急激な発育、および第二次性徴が起こり、体の変化にとまどったり、また自意識が強くなる時期でもあり、心身ともに過敏で不安定であるのが特徴です。

　また、その時期の社会風潮や文化の影響を受けやすく、思春期特有のさまざまな問題を引き起こすことが多く、とくに多くの栄養摂取上の問題も抱えています。したがって、この時期における適正かつ健全な生活習慣および食習慣の確立は、きわめて重要なのです。

ヒトの一生

 流行物やランキングに敏感です〜

ぼくの数年前のおやつのブームは、●●棒でした

（2）思春期の体の変化
●成長急進（growth spurt）が起こる

　思春期の身体の発育発達の特徴の1つは、身長・体重などの身体の発育の伸びが急激な加速現象を示すことです。思春期にみられるこの急激な成長の加速の時期を「第二発育急進期」といい、急激な成長加速現象を「（思春期）スパート：spurt」といいます。

　図12.1に示すように、身長の伸びは出生前後から新生児期・乳児期に最も著しい「第一発育急進期」があり、その後、いったん緩やかになるのですが、思春期に再び急激な伸びを示します。個人差はありますが、一般に女子のほうが早く伸び始め、9〜11歳で最大の伸びを示し、14〜15歳で終了するのに対し、男子は11〜13歳で最大の伸びを示し、17〜18歳頃でほぼ終了し、男女ともその後は身長はほとんど増加しません。

　体重の増加は、男子で11〜12歳、女子で10〜11歳で最大の増加を示します。思春期スパートは、個々人により差はありますが、女子のほうが男子より、およそ2年ほど早く出現します。身長・体重および座高の性・年齢別平均値を付表1（p.225）に示します。

豆知識 ●思春期は、英語で puberty といいます。

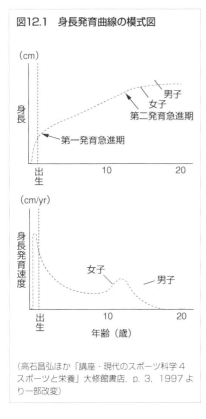

図12.1　身長発育曲線の模式図

（高石昌弘ほか「講座・現代のスポーツ科学 4　スポーツと栄養」大修館書店，p. 3，1997より一部改変）

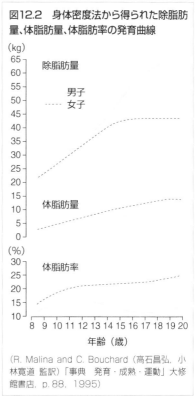

図12.2　身体密度法から得られた除脂肪量、体脂肪量、体脂肪率の発育曲線

（R. Malina and C. Bouchard（高石昌弘，小林寛道 監訳）「事典　発育・成熟・運動」大修館書店，p.88，1995）

●体格指数～ローレル指数

　思春期の体格指数としては、おもに用いられるのは、ローレル指数です。

　　ローレル指数＝体重（kg）/{身長（cm）}^{3} × 10^7

　また、皮下脂肪厚や上腕周囲長（二の腕の周りの太さ）、上腕筋周囲なども栄養状態を把握する手段の1つです。

　図12.2 は、除脂肪量、体脂肪量、体脂肪率別に分けた発育曲線を示したものです。体脂肪量は9歳頃から、除脂肪量は12歳頃から男女差が著しくなります。

ローレル指数は、学童期の章でも出てきたわ（p. 143）

COLUMN　脂肪は少なすぎてもいけない

　思春期を境に、男女の身体組成は大きく異なるようになります。とくに女子は、思春期の脂肪の蓄積により性腺系の成熟が起こるため、脂肪組織は多すぎても少なすぎてもよくないと考えられ、健康管理のうえで適正な体脂肪量を保つことは大切です。

　思春期スパートは、個人差が大きいものです。体重の変動など個々人に対し、継続的な観察を行い、個人別の健康管理を継続していくことが大切です。とくに極端な低体重は、神経性食欲不振症（p.163）の疑いの可能性があるので注意する必要があります。

思春期でのBMI

　思春期でのBMI（Body mass index）の値を評価する基準は、今のところ定まった基準はありません。BMI値は筋肉量の多いスポーツ選手などの場合、高めに算出されるため、体脂肪量、除脂肪量なども併せて測定することが望まれます。

　BMI＝体重（kg）/｛身長（m）｝^{2}

参考までに、平成29年度国民・健康栄養調査における15〜19歳のBMIを示すと、男性（N＝108）は平均21.1±3.6（kg/m^2）、女性（N＝110）は平均20.7±2.5（kg/m^2）でした。

（3）第二次性徴および初潮（初経）

　第二次性徴（secondary sex characters）とは、男性または女性に特有の形質をいいます。

　思春期は、身長・体重の急増とともに内臓の諸器官も充実し、性ホルモンの分泌などの影響による第二次性徴が男女ともに現れ、そして完成します。女子は10〜11歳頃、男子は12〜14歳頃に思春期の特徴が明確になります。

　身体ならびに性機能の発育発達、いわゆる内分泌的な視点から、思春期は、前期・中期・後期の3つに区分することもあります。思春期前期は、身長・体重増加発育速度が加速（第二発育急進期）する時期ですが、第二次性徴の出現は明らかではありません。思春期中期は、第二次性徴が顕著となり、女子では初潮、男子では精通がみられます。思春期後期は、第二

次性徴の完備、性器官の成熟、男性・女性としての体型の完成となります。この時期には男女ともに体重や身長の伸びもほとんど停止します。

●男子の第二次性徴の特徴

男子では、思春期前期の第二次性徴の現れは緩やかで、声変わり程度ですが、中期頃になると第二次性徴の発現は著しく、筋肉や骨格の発達、ひげ・胸毛などの発現、また精通もみられます。思春期後期になると、この第二次性徴に伴う各器官の発達はほぼ完了し、成人として男らしさを伴う身体となります。

声変わりもしました。結構、男らしい体になりました

●女子の第二次性徴の特徴

女子も、思春期前期の第二次性徴の現れは緩やかであり、この時期には乳房の発達がみられます。思春期中期は、男子同様、第二次性徴は顕著となり、初潮（初経）発来（月経開始）、さらには皮下脂肪の蓄積も増し、丸みをおびた体型となります。思春期後期になると、男子同様、第二次性徴に伴う各器官の発達はほぼ完了し、女らしさを伴う身体となります。

（4）精神の発達

思春期は精神発達も顕著です。しかし、非常に過敏で精神的に不安定であるのが特徴であり、第二反抗期ともいわれます。

この時期は、抽象的、理論的に考える力が身につき、また自己の内面への関心を深め、人生観や主体性・独自性などアイデンティティや自我が確立し、精神的に自立へと向かうようになります。親離れの時期となりますが、自己中心的であり、反抗が目立ちます。自立と依存、甘えと反発などの葛藤の中で成長する時期であり、情緒は不安定で動揺しやすく、喜怒哀楽の感情の起伏が激しくなりやすい時期でもあります。

身体発育と精神発達の不均衡により精神的不安定や情緒不安定を示し、家族、友人、学校、異性など、さまざまな問題を引き起こしやすくなります。また、第二次性徴の発現とともに性的関心が高まり、異性を意識するようになるのもこの時期です。

　また、精神的不安定さが、しばしば食生活上に影響を及ぼし、摂食障害（食行動異常；過食や拒食など、p.163参照）などを招くこともあります。

12.2　思春期の食生活

（1）思春期の食生活の特徴

●ファーストフードで友達とおしゃべり

　思春期になると、食生活においても、自ら食品を選ぶようになり、食習慣、生活習慣が確立され始めます。また、交友関係も広がり、クラブ活動や塾通いなどで、家の外での活動が増え、外食の機会も増加します。外食は栄養が糖質や脂質に偏りがちで、ミネラルやビタミン類は不足しやすくなります。

　また、受験勉強、夜更かしなどにより生活時間が不規則になりがちで、食事時間も乱れます。さらには、食品コマーシャルの氾濫、自動販売機、ファーストフード店、コンビニエンスストアなどの増加により、スナック食品やインスタント食品などが、いつでもどこでも容易に入手できる状況などから、不規則な食事時間、欠食、間食、夜食など、食生活上の生活の乱れが問題となる時期です。この時期に、望ましい適切な食品の選択能力を身につけ、毎日3度の食事を欠食せずに栄養素等のバランスよく、規則正しく摂るような適正な食生活の習慣を身につけることが大切です。

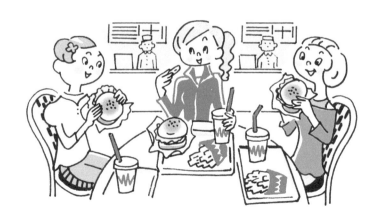

適正な食生活の習慣なんてどうやって身につければいいの？　めんどくさそう……

食事バランスガイド（p.33 図2.12）などを利用して、主食・主菜・副菜・牛乳および乳製品・果物の組み合わせに配慮しながら、上手な外食の利用法を考えましょう

●朝食摂取状況

　朝食の摂取状況を、児童生徒（小学校3年生、小学校5年生および中学校2年生）の食事状況等調査報告書（2010年（平成22年）度、独立行政法人 日本スポーツ振興センター、p.145 図11.5）からみると、朝食を「必ず毎日食べる」と答えた児童生徒は、90％台を示しますが、一方、朝食を欠食するものは、小学生で約10％、中学生で約14％存在しています。さらに中学生の朝食欠食理由として、「食べる時間がない」と答えた生徒の割合が一番高く、次に「食欲がない」、また、わずかですが、「朝食が用意されていない」と答えたものも小学生、中学生で約5〜9％いました。

●朝食抜きの習慣は小・中・高から

　朝食の欠食状況を調べた調査（2009年（平成21年）度国民栄養調査結果）によると、習慣的に朝食をほとんど食べない者の割合は男性10.7％、女性6.0％を示し、男女ともに20歳代、30歳代で多くみられ、習慣的に朝食を欠食している者で、朝食を食べない習慣が「小学生の頃から」または「中学・高校生の頃から」始まったと回答した者の割合を合わせると、男性32.7％、女性25.2％でした。朝食を欠食する人は、夕食の時間も不規則で、その内容にも偏りがみられます。また、夕食後の間食も多く、1日全体として食生活のリズムの乱れが見受けられます。

(2) 食事摂取基準〜成長・発達に対応したエネルギー・栄養素の補給

　思春期は、身体の発育発達が急速で、また活動量も増加するなどの理由から、多くの栄養を必要とする時期です。成長や健康維持のために、すべての栄養素等を十分量かつバランスよく補給しなければならないのです。

付表 2 の食事摂取基準に思春期の食事摂取基準も示されています。

●**エネルギー**

思春期は成長が著しく、活動量も活発になるため、この時期の推定エネルギー必要量は最大となります。適正な体重を維持するには、エネルギー消費に見合った分を食物から摂取する必要があるため、エネルギー消費量の推定値がエネルギー必要量となります。17 歳までの発育期の子どもの推定エネルギー必要量は、次の式で求められます。

推定エネルギー必要量

＝（基礎代謝量×身体活動レベル）＋性・年齢別エネルギー蓄積量

（表 12.1）

日本人の食事摂取基準（2020 年版）では、10 ～ 17 歳男子の推定エネルギー必要量は身体活動レベルⅡ（ふつう、PAL* = 1.75）で 2250 ～ 2800 kcal、女子では 2100 ～ 2400 kcal の範囲です。

また、総脂質の総エネルギーに占める割合は（脂肪エネルギー比率）20 ～ 30％未満です。この時期の発育に伴う体重の変化に留意しながら、摂取エネルギー量と消費エネルギー量のバランスを心がけた、適正なエネルギー摂取が大切です。

＊PAL：physical activity level

表12.1　性・年齢別エネルギー蓄積量(kcal/日)

年　齢	男　性	女　性
0 ～ 5 （月）	115	115
6 ～ 8 （月）	15	20
9 ～ 11（月）	20	15
1 ～ 2 （歳）	20	15
3 ～ 5 （歳）	10	10
6 ～ 7 （歳）	15	20
8 ～ 9 （歳）	25	30
10 ～ 11（歳）	40	30
12 ～ 14（歳）	20	25
15 ～ 17（歳）	10	10

注）発育に伴う組織増加に伴うエネルギー＝組織形成に伴うエネルギー＋エネルギー蓄積量
　　このうち前者は、エネルギー消費量に含まれている。

（日本人の食事摂取基準（2020 年版）、厚生労働省）

●たんぱく質

体たんぱく質は、合成と分解を繰り返しており、私たちはその材料であるたんぱく質を食事から補給する必要があります。とくに成長の著しい時期においては、それに加えて新生組織の蓄積に必要なたんぱく質を摂取しなければならないのです。

1〜17歳においては、体重維持、すなわち窒素出納法によって求められた維持必要量と、成長に伴い蓄積される蓄積量から要因加算法によって次のように推定平均必要量が算出されています。

推定平均必要量（g/日）

＝（維持必要量×利用効率*＋蓄積量×蓄積効率）×基準体重

推奨量（g/日）＝推定平均必要量（g/日）× 1.25

＊利用効率＝体重維持の場合のたんぱく質利用効率

推奨量は、10〜17歳男子で50〜65 g/日、女子で50〜55 g/日です。

窒素出納法とか要因加算法とか、
難しい言葉がたくさん出てきた……

●ミネラル（無機質）

食事摂取基準では、マグネシウム、カルシウム、リン、クロム、モリブデン、マンガン、鉄、銅、亜鉛、セレン、ヨウ素および電解質のナトリウム、カリウムについて基準を示しています。ミネラルは身体を構成する成分だけでなく、健全な生命の維持に欠くことのできない多くの生理作用などがあり、重要な役割を果たしています。とくに成長著しいこの時期は、カルシウムと鉄および亜鉛の摂取に留意したいものです。

【カルシウム】　身体が著しく発育するこの時期は、骨格も著しく成長し、骨量が最大（最大骨量；peak bone mass）に到達するまでの重要な時期でもあります。したがって、他の栄養素等と同様、生体のカルシウム要求量も高まるため、カルシウムの十分な摂取に努めなければならないのです。中高年期に発症のリスクが高まる骨粗鬆症を予防し、QOL（quality of life）の維持向上を図りながら、健康寿命を延ばすためにも、この時期に

いかに高い骨量を獲得し、太くて丈夫な骨を形成しておくかです。

　食事摂取基準（2010年版）以降、乳児を除き（乳児は目安量）推定平均必要量と推奨量が定められました。10〜17歳における推奨量は、食事摂取基準（2020年版）では男子700〜1000 mg/日、女子は650〜800 mg/日となっています。

　ここで、カルシウム摂取量の現状をみると（国民健康・栄養調査）、12〜14歳、15〜17歳男子、女子いずれも、推定平均必要量をも下回っている状況です。したがって、不足しがちなカルシウムを十分量摂取するような食習慣や食生活上の改善が必要です。

【鉄】　思春期では、身体の発育加速により筋肉や血液量の増加が生じ、鉄の需要は高まります。特に女子では初潮発来（月経開始）に伴い、月経血による鉄の損失もあることから、鉄欠乏性貧血を起こしやすいのです。男子でも、激しい運動をしたり急激な発育のために造血が間に合わなくなると貧血を起こすことがあります。したがって、毎日3度の食事から鉄を十分量補給する必要があります。さらには、貧血予防のために、十分量の鉄の摂取のほか、良質のたんぱく質・ビタミン B_{12}・葉酸・銅などの摂取とともに、鉄の吸収を促進するビタミンCの摂取も大切です。

　鉄の推奨量は、10〜17歳では、男子8.5〜10.0 mg/日、月経なし女子は7.0〜8.5 mg/日、月経あり女子は10.5〜12.0 mg/日です。耐容上限量は鉄剤やサプリメント使用を考慮して、10〜17歳男子35〜50 mg/日、女子35〜40 mg/日としています。

【亜鉛】　亜鉛は、身体の発育、性成熟に重要なミネラルです。欠乏すると発育障害や皮膚炎、食欲不振、味覚障害、免疫機能の低下、生殖機能異常などを招くことがあります。

● ビタミン

　成長の著しいこの時期は、エネルギー、その他の栄養素の需要は高まり、さらに生体内代謝も活発となり、各種ビタミンの必要量も増します。食事摂取基準では13種類のビタミンの基準が示されていますが、エネルギー必要量が最大となるこの時期は、糖質のエネルギー代謝に関与しているビタミン B_1、B_2、ナイアシンは特に重要です。またビタミンAは、視覚機能、成長促進、免疫機能の維持などに関与しています。ビタミンDが欠乏す

ヒトの一生

ると小児では「くる病」、成人では「骨軟化症」を引き起こします。

　これらのビタミンは成長のスパートの時期には特に重要であり、これらを含む栄養素等バランスのとれた食事を心がけることが大切です。

サプリメントに頼り過ぎない

（お母さんの一口メモ）

　近年は、いわゆるサプリメントなどが、気楽に買えるようになりました。ただ、安易なサプリメントの利用や、偏った食品の選択は、健康を害することになりかねません。健康の秘訣は、適正な食習慣、生活習慣の継続です。思春期に身に付けた望ましい習慣や考え方が、生活習慣病の発症を予防し、健康を維持増進させ、高齢期における健康寿命の延伸につながるのです。

花梨「体にいいと言われているサプリメントを、どうして飲んじゃいけないの？」

康子「飲んではいけないとは言っていないわ。ただ、基本は普段の食事なの。そこで偏りなく栄養を摂っていれば、わざわざサプリメントを高いお金を出して買う必要はないのよ」

花梨「でも、ビタミンとかカルシウムとか不足しがちでしょ」

康子「そういうことのないように、食事を作っているんですけどね。心配なのは、ダイエットを目的にして、ごはんを食べずに、ビタミン剤だけ飲んでいるとか、変な摂り方をするんじゃないかなのよ」

（3）思春期特有の問題　～ダイエット

　思春期女子では、第二次性徴の発現（性腺系の成熟）に体内脂肪の蓄積が大きく影響するといわれており、適度な量の体脂肪の貯蔵は重要です。しかし、体型に対する誤った認識や、自己評価などにより、「やせ願望」から極端な、間違った、無理な食事制限や減量（いわゆるダイエット）に走る傾向にあります。

　思春期のやせについては、とくに無理な食事制限（いわゆるダイエット）や偏食、種々のストレスの原因によるやせなどが多く、神経性食欲不振症を含め、その原因をみきわめ、早期発見、早期治療、ならびに適正な生活指導が重要となります。

COLUMN　摂食障害

神経性食欲不振症と神経性過食症

　摂食障害は、思春期の心因性疾患の代表的なものであり、おもに神経性食欲不振症（Anorexia nervosa；AN）および神経性過食症（Bulimia nervosa；BN）があげられます。

　神経性食欲不振症は、極端に食欲を制限してしまう拒食、いわゆる、やせと低栄養を特徴とする摂食障害であり、その診断基準を表に示します。標準体重の20％以上のやせ、不食、大食などの食行動異常、体重や体型についての歪んだ認識、無月経（女性の場合）、やせの要因として考えられる器質的疾患がないことなどがあげられます。

　神経性過食症は、過食、偏食、隠れ食い、盗み食いなどの食行動異常を起こすことが多く、過食後に自発的に嘔吐したり、下剤や利尿剤などを乱用したり、絶食や過剰な運動を行ったりします。

表　神経性食欲不振症の診断基準

1.　標準体重の−20％以上のやせ（3か月以上）
2.　食行動の異常（不食、多食、隠れ食い、など）
3.　体重や体型についてのゆがんだ認識（体重増加に対する極端な恐怖など）
4.　発症年齢：30歳以下（ほとんどが25歳以下、まれに30歳以上の初発）
5.　（女性ならば）無月経（その他の身体症状としては、うぶ毛密生、徐脈、便秘、低血圧、低体温、浮腫などを伴うことがある。時に男性例がある）
6.　やせの原因と考えられる器質性疾患がない。精神分裂病による奇異な拒食、うつ病による食欲不振、単なる心因反応（身内の死亡等）による一時的な摂食低下等を鑑別する。

（厚生省研究班、1990）

神経性食欲不振症の特徴

　神経性食欲不振症は、学童期後期から思春期の女子に多く、拒食から過食へ走ることもあり、またその繰り返しを生ずることもあります。おもな臨床症状としては、極端なやせ（体重減少）および女性では無月経が主たるものですが、その他の身体的所見としては、浮腫、うぶ毛密毛、脱毛、肝機能障害、徐脈、低体温、低血圧、低カリウム血症、低リン血症などがみられます。また、無月経や低体重などから骨量も低値を示し、将来的には骨粗鬆症やそれに伴う骨折も危惧されます。さらには、活動性の亢進、孤独、強迫症などを伴うことがあります。

摂食障害の発症要因と治療

　摂食障害の発症要因は、心因性の理由が背景に存在することが多くあります。思春期の身体発育と精神発達の不均衡などから、家族関係、友人関係などさまざまな思春期の悩み、心理社会的ストレスが背景にあり、それが、自

分の体型や強いやせ願望などに置き換えられて摂食障害が引き起こされることが多いのです。

　治療の際には、正しい診断のうえ、医師、精神科医、心理学者、看護師、ソーシャルワーカー、栄養士などの専門家とともに、栄養療法、コーピングスキル（困難なことに何とか対処する能力）の増進などの心理療法、行動療法などを行います。患者の生命予後悪化の場合は、経管栄養など強制的栄養補給もやむを得ませんが、患者の心理的病因を探り、家族をも含めた心理療法が重要になります。患者と家族、さらには専門家との信頼関係を保ちながら、チーム医療で多面的プログラムを実施することが大切です。

（4）中・高校生のスポーツと栄養

　中・高校生で、スポーツの部活動に励んでいる人も多いでしょう。中・高校生のスポーツ選手にとって、一番大切なことは何でしょうか？

　栄養に関心を持って食生活に配慮し、競技力を向上させている一流選手はたくさんいます。ただし、パフォーマンスの向上を目指した、あるいは勝つための食べ方を実践するとき、まず大切なことは、日頃からエネルギーをはじめ各種栄養素等の摂取が不足しないよう、「しっかり食べる」ことです。競技者は、すべての栄養素等の必要量が増加しているといえますので、とにかく「しっかり食べる」ことが大切です。何でも上手になるためには積み重ねが大切です。競技スポーツと食の関係も同じです。日ごろの積み重ねこそが一番大切なのです。好きなものや食べやすいものばかりに偏ることなく、さまざまな食品を食べることです。そのうえで、トレーニング期なのか試合期なのかなど、時期ごとに特別な食べ方の工夫をちょっとだけ加えるのです。スポーツ選手にとってパフォーマンス向上のための三原則はトレーニング、栄養、休養です。トレーニングの質や量をよくするために栄養の質が重要となるのです（p.183「第14章スポーツと栄養」参照）。

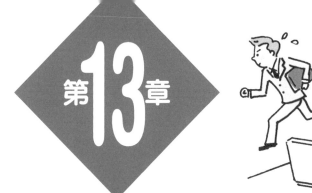
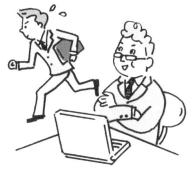

成人期の生理と食生活 〜成人期①

花梨「お父さんって、メタボじゃないの」

健太「メタボメタボって、うるさいぞ。みかけは太っているかもしれないが、それなりに運動もしているんだ」

花梨「運動って何してるの？」

健太「うん？　ゴルフとかさ。ゴルフは歩く距離が長いんだ」

康子「ゴルフに行っても、ビール飲んで、焼肉たくさん食べて帰ってきたら、しょうがないわ。普段の休みは寝てばっかりだし」

健太「会社でいろいろ大変なんだよ。休みの日くらい寝かせてくれよ」

13.1　成人期の心と体

　成人期は20歳から64歳までの期間を指し、年齢により**青年期、壮年期、実年期（中年期）**に区分されます（表13.1）。成人期の中で青年期とは20歳（または18歳）から29歳の時期を指し、壮年期とは30〜49歳までの時期を、実年期は50〜64歳までの時期を指します。

（1）半健康な状態に陥りやすくなる

　成人期のライフスタイルは個々の日常的生活環境や社会的環境など多様であり、疾病、とくに生活習慣病の発症をきたす年代です（p. 175）。

表13.1　成人期のステージ別特徴

ステージ	年齢の目安	特　徴
青年期	20 〜 29 歳	1) 身体的成長はほぼ完成する時期であるが、一部の組織（骨格筋など）はトレーニングにより発達しうる 2) 社会的自立を果たす時期、もしくはその準備期 3) 結婚・妊娠・出産・育児の時期。ただし、近年は晩婚化、出産の高齢化傾向が顕著であり、次のステージにまたがることが多い 4) 死亡率・有病率が低く、死亡原因は事故死や自殺が多い。生活習慣病は潜在しており、顕在化率は低い
壮年期	30 〜 49 歳	1) 個人差が大きいが身体的には衰退傾向が見られる 2) 社会的・家庭的責任が重く、名実ともに社会を支える時期で、多種・多様・多忙な生活が営まれる 3) 不規則かつ多忙な生活から、栄養バランスが崩れやすく、肥満が目立ち、生活習慣病が顕在化してくる 4) 40代後半から、女性では更年期に入る
中年期（実年期）	50 〜 64 歳	1) 身体面での退行性変化が顕著になる 2) 社会的・家庭的活動は個人差が大きくなる。壮年期以上の多忙さで仕事の責任を果たす人もいれば、失職する人もいる。家庭的には子どもの独立、高齢の親の介護などの問題を抱えることがある 3) 生活習慣病とともに、加齢に伴う他の疾患も顕在化してくる

（市丸雄平、岡純編著、マスター応用栄養学、建帛社、2006）

　ヒトの健康状態は、従来、健康か病気かという考え方でした。すなわち、健康とは病気ではない状態であると考えられていました。しかし、今日では、健康な状態からただちに病気へと移行するのではなく、その間に半健康状態が存在すると考えられるようになりました（p.20）。近年のような生活習慣病などの慢性疾患が増加した状況では、病気ではないが、健康でもない、いわゆる半健康状態の人々が多く存在してきています。

　成人期の中でも、特に壮年期・実年期には、半健康状態に陥りやすくなります。加齢による身体機能の低下や精神的・心理的な変化が生じ、それに伴い心身の不調を感じるようになります。さらには、生活状況によっては、生活習慣病を誘発しやすくなる時期でもあります。また、加齢による身体機能の変化によって、栄養素等の貯蔵能力が低下しはじめる時期です。

また、栄養素を吸収し、利用する能力も少しずつ低下してきています。そこで、知らない間に潜在性の栄養過剰状態になったり、潜在性の栄養欠乏状態になったりします（図13.1）。

また、壮年期・実年期以降は、加齢に伴う生理的変化が生じるため（表13.2）、この点を留意した栄養管理が重要となります。

図13.1 健康状態と栄養状態

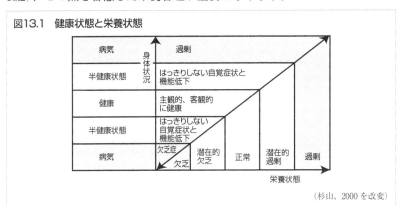

（杉山、2000を改変）

表13.2 壮年期にみられる生理的変化

- ・基礎代謝量の低下（基礎代謝量は20歳代がピーク）
- ・体力の低下
- ・視力調節機能の低下（いわゆる老眼）
- ・消化管機能低下および消化酵素分泌低下による栄養素の消化・吸収能の低下
- ・脂肪組織での脂肪合成能力の低下⇒血清コレステロールや中性脂肪（トリグリセライド）が増加
- ・インスリンの感受性低下⇒耐糖能
- ・筋肉の細胞数の減少⇒瞬発力や持続力などの運動機能、筋力の低下
  （身体を構成している体たんぱく質の総量に大きな変化はみられない）
- ・いわゆる運動不足も加わって、肥満しやすくなる。

栄養アセスメント

お母さんの一口メモ

　栄養の過不足の程度や持続期間に応じて、栄養状態も変化します。潜在的過剰あるいは潜在的欠乏状態では、はっきりしない自覚症状と機能低下がみられますが、これは、栄養アセスメント（生化学的検査等の臨床検査、食事調査、身体測定など）により異常を発見することが可能です。

（2）更年期

　女性では、この時期に閉経という一生を通じての一大イベントを迎えます。更年期は15章でくわしく説明しますが、生殖期から生殖不能期への移行期であり、卵巣ホルモンの産生・分泌は急激に減少しはじめ、全身の諸機能の衰退が顕著となり、加速的に進行します。更年期以降、体重は増加傾向を示します。これは、内分泌の変化により代謝速度が落ち、消費エネルギーが減少するためと考えられています。つまり、同じように生活していても、消費エネルギーが減っているので、同じように食事をしていたら、太ってしまうのです。特に更年期以降は、糖質や脂質代謝に悪影響を及ぼす内臓脂肪蓄積型の肥満が増加するといわれています。

　また、更年期以降の骨代謝の急激な変化、つまり骨量の急激な減少による骨粗鬆症発症の危険率が顕著になることも栄養管理のうえで留意すべき点です（図13.2およびp.195）。

　なお、男性にも個人差はありますが、更年期はあります（p.199）。

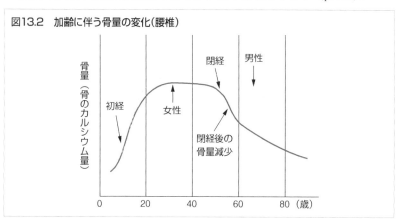

図13.2　加齢に伴う骨量の変化（腰椎）

成人期といっても、20 ～ 64歳まで含まれるのね。いろいろなテーマがありそうな期間ね

花梨「テーブルの上に置いてある『健康日本21（第二次）』のパンフレットって、誰がもらってきたの」

健太「それはお父さんの会社の健康組合から配られたもんだ」

花梨「わかるようでわかんないような、名前ね。何なの？」

健太「健康づくりのために大事なことが書いてあるらしい」

康子「あら、みんな知らないの。以前、配られた『健康日本21（第一次）』は、健康づくりのために国が掲げた目標で、2010年度を目途に具体的な目標などがあげられていたのよ。新しい『健康日本21（第二次）』は、2013年から10年間を運動期間として53項目の目標があげられているのよ」

花梨「ねえ、お父さんくらいの年になると、みんな太るものなの？」

健康日本21

「健康日本21」は、21世紀における国民健康づくり運動のことであり、2000年に策定され、2000年4月より開始されました（第一次）。2010年度までの10年間は運動期間として推進され、期間はその後、2012年までと改訂され、2010年から終了時にかけて最終評価が実施されました。その評価を受けて、2013年から「健康日本21（第二次）」が開始されました。第二次も10年間を運動期間として推進されています。

　この運動は、国民の健康増進と生活習慣病の一次予防を実施し、最終的には健康寿命を延伸しquality of life（QOL：生活の質）の向上を図り、豊かな高齢期を過ごすことを目的としています。人生80年時代を迎えて、50歳以降も若々しく活力にあふれて生きることが望まれているからです。

　第一次の基本方針は、①一次予防の重視（健康を増進し、疾病の発病を予防する「一次予防」に一層の重点を置いた対策を推進）、②健康づくり支援のための環境整備、③目標等の設定と評価（10年後の達成目標値を明記し評価）、④多様な実施主体による連携のとれた効果的な運動の推進でした。

　第二次の基本的な方向は、①健康寿命の延伸と健康格差の縮小、②生活習慣病の発症予防と重症化予防の徹底（非感染性疾患の予防：がん・循環器疾患・糖尿病・COPD（慢性閉塞性肺疾患））、③社会生活を営むために必要な機能の維持および向上、④健康を支え、守るための社会環境の整備、⑤栄養・食生活、身体活動・運動、休養、飲酒、喫煙および歯・口腔の健康に関する生活習慣病および社会環境の改善、として推進されています。

（＊ PART4 健康づくりのための国の指針 p.213 参照）

> **COLUMN 健康増進法**
>
> 「健康日本 21」の法的拠りどころとして、2002 年 8 月 2 日に健康増進法が公布されました。これに伴って栄養改善法は廃止されました。この法律は、わが国における急速な高齢化の進展および疾病構造の変化に伴い、国民の健康の増進の重要性が著しく増大していることに鑑み、国民の健康の増進の総合的な推進に関し基本的な事項を定めるとともに、国民の栄養の改善および国民の健康の増進を図るための措置を講じ、もって国民保健の向上を図ることを目的としています。国民健康・栄養調査の実施や、特定給食施設等における受動喫煙の防止など、国民の健康増進の推進に関する事項が掲げられています。
>
> 公共施設で禁煙や分煙が進んだのも、この法律の影響が強いです。

康子「そうねえ、太る人は多いわね。でも、普通の人ややせている人もいるわよ、それはね……」

13.2 成人期の食生活

（1）健康状態の現状

　成人期の生活習慣の現状を、厚生労働省が毎年実施している国民健康・栄養調査*からみると、次のような現状が明らかとなってきました。

　*国民健康・栄養調査：2002 年（平成 14 年）までは国民栄養調査という名称。

●生活習慣病の危険因子が高い

　図 13.3 は、生活習慣病の危険因子とされる、「肥満」、「高血圧」、「中性脂肪および総コレステロールの高い値」、「高血糖」の結果を、性・年齢別に示したものです（1999 年（平成 11 年）国民栄養調査結果）。

　高血圧（境界型を含む）と高血糖の割合は、年齢とともに増加しており、高血圧は男性の 60 歳代で 62.8％を示し、高血糖の割合も男女ともに 60 歳以上では 30％を超えています。また、中性脂肪やコレステロール高値の割合は、男性の 30 ～ 60 歳代で 50％を超えており、女性では 50 歳代で急増し 60％を超えています。肥満については、男性は 40 歳代、女性は 60 歳代がピークとなっています。2006 年（平成 18 年）国民健康・栄養調査における類似の調査においても、肥満、脂質異常症が疑われる人、高血圧

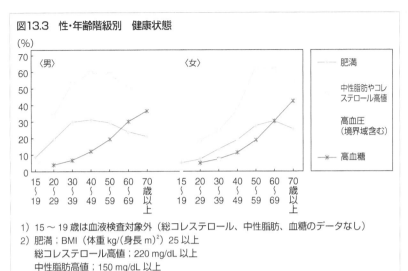

図13.3　性・年齢階級別　健康状態

1)　15〜19歳は血液検査対象外（総コレステロール、中性脂肪、血糖のデータなし）
2)　肥満；BMI（体重 kg/(身長 m)^2）25 以上
　　総コレステロール高値；220 mg/dL 以上
　　中性脂肪高値；150 mg/dL 以上
　　高血圧；最高血圧 140 mmHg 以上、または最低血圧 90 mmHg 以上
　　高血糖；110 mg/dL 以上

（1999 年国民栄養調査結果、厚生労働省）

症、糖尿病が強く疑われる人・糖尿病の可能性が否定できない人が多くいることが示されています。

●危険因子についての認識は低い

　また、実際に高血圧や肥満と判定された人について、それぞれの状態を自分の健康問題として認識しているかどうかをみると（図 13.4）、女性の肥満を除き、いずれも「認識していない」が「認識している」を上回っています。特に、認識率でみると、中性脂肪やコレステロール高値については男性で 29.8％、女性で 35.3％を示し、高血圧については男性で 38.1％、女性で 40.7％、高血糖については男性で 25.7％、女性で 12.6％にとどまっています。このように生活習慣病の危険因子についての認識はまだまだ低い状況です。現在も、その傾向が続いているようです。

●肥満の増加

　肥満者数の変化をこれまでの国民健康・栄養調査結果からみてみましょう。
　肥満について（図 13.5）、肥満者の比率は男性では 40、50 歳代で高く、女性では高齢者が高値を示しています。また男性では、40 歳代の肥満者の割合がいまだ増加している傾向が続いています。

171

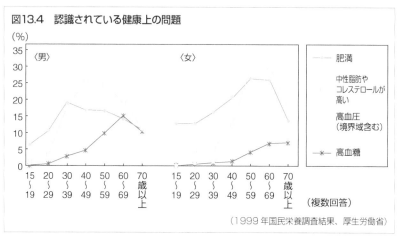

図13.4　認識されている健康上の問題

（複数回答）

（1999年国民栄養調査結果、厚生労働省）

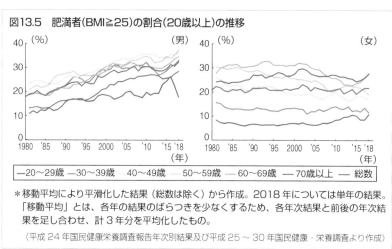

図13.5　肥満者（BMI≧25）の割合（20歳以上）の推移

＊移動平均により平滑化した結果（総数は除く）から作成。2018年については単年の結果。
「移動平均」とは、各年の結果のばらつきを少なくするため、各年次結果と前後の年次結
果を足し合わせ、計3年分を平均化したもの。

（平成24年国民健康栄養調査報告年次別結果及び平成25〜30年国民健康・栄養調査より作成）

　糖尿病に関する状況はどうでしょうか？　「糖尿病が強く疑われる者」
の割合は、男性15.2％、女性8.7％で、約950万人、「糖尿病の可能性を否
定できない者」の割合は、男性12.1％、女性13.1％であり、約1100万人
と推定されています。両者合わせると、約2050万人であり、平成9年以降、
初めて減少に転じました。

●若い女性に"やせ"が多い？

　低体重（やせ）の者（BMI＜18.5）の比率は、若い女性で増加の傾向
にあり、とくに20歳代では20％以上となっています（図13.6）。

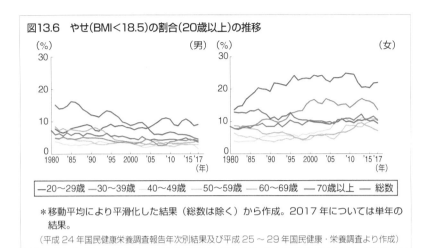

図13.6　やせ（BMI＜18.5）の割合（20歳以上）の推移

＊移動平均により平滑化した結果（総数は除く）から作成。2017年については単年の結果。

（平成24年国民健康栄養調査報告年次別結果及び平成25～29年国民健康・栄養調査より作成）

（2）食生活の現状

●栄養状態

　栄養素の中で不足しがちなのがカルシウムです（p. 28）。そして、過剰摂取が懸念されるのが、食塩および脂肪です。食塩の摂取目標量（日本人の食事摂取基準（2015年版））は、男性1日8.0g未満、女性1日7.0g未満ですが、なかなか目標量まで下がらないのが現状です。

　脂肪の摂り過ぎに注意、とよく聞きますが、実際はどうなのでしょうか？食べ物から摂取した総エネルギーのうち、どのくらいを脂肪から摂っているかをみる目安として、「脂肪エネルギー比率」というものがあります。国民健康・栄養調査結果によると、脂肪エネルギー比率＊が30％以上の者は、成人男性で約25％、女性では30％強を示しています。20歳代をみると、男性約45％、女性約55％で若年層ほど摂取量が多い傾向にあり、年々、男女ともに25％未満の者の比率が漸減し、30％以上の者の比率が漸増している状況です。

＊脂肪エネルギー比率：男女ともに1歳以上の全ての年齢で、20～30％が目標値。

●朝食は食べるか？

　朝食の欠食状況を国民健康・栄養調査の結果からみると、男女ともに20歳代が最も欠食率は高く、男性が約30％、女性が約25％です。30歳代、40歳代も多く、男性では25％程度、女性では15％程度います。50歳代ま

ヒトの一生

では男性に多く、15 〜 20％で女性は 10％強です。

（3）食事摂取基準

　成人期は、労働環境、社会環境等の影響により外食が増加する傾向にあり、"いつ、何を、どれだけ食べるか" といった栄養素等バランスのよい、適正な食事メニューを選択するための自己管理能力を身につけておくことがきわめて大切です。

　成人期の食事摂取基準を付表 2 に示しました。

栄養指導・栄養教育

　栄養状況、健康状況およびこれらに関する意識は、いずれも生活習慣病等の疾病発症に深くかかわる問題であり、この年代においては、とくに生活習慣病予防のための食生活改善を心がけることがきわめて重要です。そのためには、壮年期・実年期の個々人の行動変容（例えば、「外食の際、単品ものを選ばず、定食にする」、「飲酒習慣のある人は、適量を心がけ、必ず休肝日を設ける」など）につながるような栄養指導、栄養教育が重要です。

（4）喫煙

　喫煙は未成年には認められていません。成人になれば法律的には吸っていいものですが、喫煙および受動喫煙による健康への悪影響等々、喫煙は "百害あって一利なし" という認識をもち、かつさらに広く禁煙を啓発する必要があるでしょう。

　国民健康・栄養調査結果によると、最近のデータでは、現在、習慣的に喫煙している者の比率は、男性では、30 歳代が最も高く約 40％、20 歳代では約 27％を示し、女性においては 40 歳代が最も高く約 12％、20 歳代で約 6％でした。なお、喫煙率は前年（2016 年）に比べ、男性女性ともに漸減しています。

タバコの煙が嫌いです。
前の人が歩きタバコをしていると、
煙がもろに私の顔にかかります

13.3 生活習慣病

（1）生活習慣病という名前

　疾病の発症にはさまざまな要因が関与しています。図13.7に示すように遺伝子の異常や加齢などの「遺伝要因」、病原体・有害物質・事故・ストレス要因などの「外的環境要因」、食生活・運動習慣などをはじめとする「生活習慣要因」など、さまざまな因子が影響しています。そのうち生活習慣は、脳卒中や心臓病（いわゆる成人病といわれた疾病）、およびがん、骨粗鬆症などの発症・進行に深く関わっていることが明らかになってきました。したがって、疾病の予防には従来の検診中心の二次予防だけではなく、生活習慣変容をめざした一次予防も重要であることから、健康的な生活習慣を確立し健康増進を図ることにより疾病の発症そのものを予防することが大切であるとする考えが重視されるようになってきました。

　そこで、旧厚生省は、生活習慣を改善することにより、疾病の発症・進行が予防できるという認識を国民に普及させ、行動に結びつけていくために、生活習慣に着目した「生活習慣病」という概念を導入しました。これは、その発症に最も大きく関与する因子が生活習慣要因として位置づけられる疾患であり、いわゆる成人病といわれた疾患の多くはこれに相当する

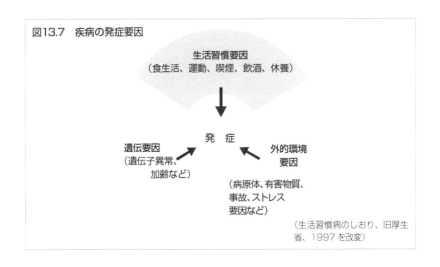

図13.7　疾病の発症要因

生活習慣要因
（食生活、運動、喫煙、飲酒、休養）

発　症

遺伝要因
（遺伝子異常、
加齢など）

外的環境
要因

（病原体、有害物質、
事故、ストレス
要因など）

（生活習慣病のしおり、旧厚生省、1997を改変）

ものです。

なお、生活習慣病（life-style related disease）の定義（1996年（平成8年）12月の公衆衛生審議会）は、「食習慣、運動習慣、休養、喫煙、飲酒等の生活習慣が、その発症・進行に関与する疾患群」とされていて、いくつかの疾病があげられています（表13.3）。

表13.3　生活習慣病としてあげられている疾患

①食習慣に関するもの	インスリン非依存型糖尿病（2型糖尿病）、肥満、脂質異常症（旧高脂血症）（家族性のものを除く）、高尿酸血症、循環器病（先天性のものを除く）、大腸がん（家族性のものを除く）、歯周病など
②運動習慣に関するもの	インスリン非依存型糖尿病（2型糖尿病）、肥満、脂質異常症（旧高脂血症）（家族性のものを除く）、高血圧症など
③喫煙に関するもの	肺扁平上皮がん、循環器病（先天性のものを除く）、慢性気管支炎、肺気腫、歯周病など
④飲酒に関するもの	アルコール性肝疾患など

（公衆衛生審議会、1996）

＊これらに加え、「健康日本21（第一次）」（2000年）では、『骨粗鬆症』が生活習慣病の1つに位置づけられました。

食事と関連の深い生活習慣病

　表13.3に示すように、生活習慣病の中でも食事との関連が深いとされているものに、肥満、高血圧、脂質異常症（旧高脂血症）、虚血性心疾患、脳卒中、一部のがん（大腸がん、乳がん、胃がん）、糖尿病、骨粗鬆症があげられ、栄養素・食物レベルでのリスクファクターが示されています。また、「日本人の食事摂取基準（2015年版）」以降、生活習慣病の中で、高血圧・脂質異常症・糖尿病・慢性腎臓病の4つについて、エネルギー・栄養素との関連が示されています。

　特に中高年期に発症しやすいこれら生活習慣病の予防には、食生活、食習慣等の変容を目指した一次予防がきわめて重要です。

（2）肥満

　肥満はどの年代でも起こりますが、とくに30歳代以降になると、体重が増加傾向を示すことが多くなります。これは、食事量に比べ、身体を動かす量が年齢とともに減少してくるからです。とくに、女性は40歳以降

表13.4　肥満の判定基準(BMI)

BMI	判定
18.5 未満	低体重（やせ）
18.5 ～ 25 未満	普通体重
25 ～ 30 未満	肥満（1度）
30 ～ 35 未満	肥満（2度）
35 ～ 40 未満※	肥満（3度）
40 以上※	肥満（4度）

BMI（body mass index）＝ 体重（kg）÷ ｛身長（m)｝^{2}
※ BMI 35 以上を「高度肥満」と定義　　　　　　　　　　（日本肥満学会、2011 年）

では、肥満症の増加が著しく、これには、内分泌性の要因だけでなく、過食や運動不足などさまざまな生活要因が関係しているといわれています。また、肥満の家系などの遺伝的要因も考えられます。いずれにせよ、肥満者は食物を過剰に摂取する傾向があり、生活習慣および食生活上の問題点を改善することが第一でしょう。

●肥満の判定基準

【BMI】　肥満の判定基準としては、BMI がよく用いられます（表 13.4）。各種疾病の合併症の最も少ないといわれる BMI 22 を基準として標準体重が算出されています（標準体重（kg）＝ ｛身長（m)｝^{2} × 22）。また、合併症が増加してくる BMI 25 以上を肥満と判定しています。

【りんご型・洋梨型】　体脂肪分布では、いわゆる上半身肥満（りんご型肥満、腹部肥満）のほうが、下半身肥満（洋梨型肥満）より合併症を伴いやすいといわれています。

　女性では、ウエスト（腹囲；W）・ヒップ（腰囲；H）比が 0.8 以上は糖尿病の合併症を発症する危険性が高くなるといわれています。さらに、上半身肥満は、腹壁皮下に蓄積する皮下脂肪型肥満と腹部内臓の周囲に蓄積する内臓脂肪型とに分類され、内臓脂肪型肥満のほうが合併症を伴いやすいことも明らかになっています。いわゆるメタボリックシンドローム（内臓脂肪症候群）発症が危惧されます。

●肥満の予防と治療

　肥満の予防には、摂取エネルギーが消費エネルギーを上回らないように調整します。

ヒトの一生

　肥満の治療においては、心身のストレスを少しでも抑えて、どのようにして体重を減少するかが重要です。徐々に食事制限をすると同時に、運動により消費エネルギーを増大することです。

　減量の際に最も注意することは、十分量のたんぱく質摂取です。身体の細胞を正常に保つためには、体重1kg当たり約1gのたんぱく質が必要になります。また低エネルギー食では、ビタミン類およびカルシウム等のミネラルが不足しやすいので十分量摂取することが大切です。

メタボリックシンドローム

　　メタボリックシンドロームとは、内臓脂肪の蓄積と、それを基盤にしたインスリン抵抗性および糖代謝異常、脂質代謝異常、高血圧を複数合併するマルチプルリスクファクター症候群（以前は、シンドロームX、死の四重奏、インスリン抵抗性症候群、内臓脂肪症候群などといわれていた）で、動脈硬化になりやすい病態と定義されます。その診断基準を表に示します。

表　メタボリックシンドロームの診断基準

内臓脂肪蓄積	
ウエスト周囲径	男性85cm以上 女性90cm以上
（内臓脂肪面積100cm² 以上に相当）	
上記に加え、以下のうち2項目以上	
高トリグリセライド血症	150mg/dL以上
かつ／または	
低HDLコレステロール血症	40mg/dL未満 男女とも
最高（収縮期）血圧	130mmHg以上
かつ／または	
最低（拡張期）血圧	85mmHg以上
空腹時血糖値	110mg/dL以上

＊CTスキャンなどで内臓脂肪量測定を行うことが望ましい。
＊ウエスト径は立位、軽呼気時、臍レベルで測定する。脂肪蓄積が著明で臍が下方に偏位している場合は肋骨下縁と前上腸骨棘の中点の高さで測定する。
＊メタボリックシンドロームと診断された場合、糖負荷試験が薦められるが、診断には必須ではない。
＊高トリグリセライド血症、低HDL-C血症、高血圧、糖尿病に対する薬剤治療をうけている場合は、それぞれの項目に含める。

（日本内科学会、2005年）

(3) 糖尿病

体内でブドウ糖をエネルギー源として利用するには、血中のブドウ糖を細胞に取り込まなくてはなりません。この働きをするのが膵臓で作られる「インスリン」というホルモンです。

糖尿病は、このインスリンの働きが悪くなったり、ブドウ糖の量に対してインスリンの量が不足するために、血液中に含まれるブドウ糖の量が異常に多くなる（血糖値が高くなる）病気をいいます。血糖値が高くなった結果、尿に糖が含まれる（尿糖が出る）ようになるため、古くから糖尿病と呼ばれていますが、この疾病の本態は高血糖症です。

糖尿病の中には、ほとんど生活習慣と無関係に発症する重症な1型糖尿病（インスリン依存型糖尿病：IDDM；insulin-dependent diabetes mellitus）もありますが、大多数は生活習慣が大きくその発症に関与する2型糖尿病（インスリン非依存型糖尿病：NIDDM；non insulin-dependent diabetes mellitus）です。

糖尿病の受療率は、とくに40歳代後半から急増し、70歳代後半がピークとなるのが特徴です。また、糖尿病には遺伝的な要素も大きく関係しており、日本人は遺伝的に糖尿病になりやすい体質とも考えられています。その体質の特徴は、①膵臓ランゲルハンス島の β 細胞数が少ない、②熱を放出しにくく、エネルギーを貯めやすい、③食欲がさかんで食物を獲得しようと努力する、④細胞を破壊する自己免疫機構が起こりやすい、などといわれています。

現在のところは、2型糖尿病発症の予防には、体重の減少（肥満予防）と運動を奨励して、生活習慣を改善することが最も効果的と考えられています。

駅ではエスカレーターを使わずに、なるべく階段を使うようにするよ……

(4) 脂質異常症（旧高脂血症）

高脂血症とは、血清脂質成分であるコレステロール、トリグリセリド（中性脂肪）、リン脂質、遊離脂肪酸などが単独または複数高値を示す場合であると規定されていました。しかし、「動脈硬化性疾患予防ガイドライ

ン 2007 年版」では、"脂質異常症" と変更されました。これは高脂血症という表現が、重要な脂質異常である低 HDL コレステロール（HDL-C）血症を含む表現として適切でないなどの理由からです。

脂質異常症の診断基準（空腹時採血）は、高 LDL コレステロール血症（LDL コレステロール ≧ 140 mg/dL）、低 HDL コレステロール（HDL ＜ 40 mg/dL）、高トリグリセライド血症（トリグリセライド ≧ 150 mg/dL）とされています。

本症は、生活環境要因として、肥満、および動物性脂肪、コレステロールやエネルギーの過剰摂取などの食生活上の問題があげられます。また、病的（二次性）には、糖尿病、甲状腺機能低下症、腎臓病（ネフローゼ症候群など）が関与しています。

また、女性においてエストロゲンには、肝臓から分泌される中性脂肪を分解し LDL−コレステロールを生成し、再びそれを肝臓に取り込む代謝過程を促進する作用が観察されています。そのため、エストロゲンの顕著に低下する更年期以降には、血液中には酸化またはアセチル化された LDL−コレステロールが高濃度に存在するようになり、血清総コレステロールは増大し、脂質異常症発症の危険率は顕著となります。

脂質異常症（旧高脂血症）の栄養・食事指導

脂質代謝の状態、つまりその病態のタイプにより食事基準が異なるため、個々に応じた適切な療法・指導が要求されます。

共通の基本方針としては、エネルギー、飽和脂肪酸、コレステロールの摂取量を制限し、多価不飽和脂肪酸の摂取を増やす（いわしやさば、あじなどの魚料理を多く取り入れ、調理に使用する油脂は、しそ油やなたね油などの植物油を使うなど）ことです。そして、抗酸化作用を持つビタミンE、C および β−カロテンを十分摂取させること、食物繊維やミネラル（カルシウム、マグネシウム、亜鉛など）の十分量の摂取も大切です。

食品の選択上の注意としては、脂肪の少ない食品を選ぶことも重要であり、牛乳をスキムミルクや低脂肪乳に替えること、肉類は脂肪の少ない部位を選ぶようにすることなども大切な点です。

(5) 悪性新生物（表13.5 参照）

　悪性新生物、いわゆるがんは、わが国における死因の第一位を占め、心疾患を大きく上回っています。臓器別では、気管支、肺、肝臓、大腸、膵臓などのがん、および女性では乳がんなどが増加の傾向を示しています。今日ではがん検診による一次予防の重要性が謳われています。また、がんの発症には食習慣や喫煙・飲酒なども含めた生活習慣も関与するとされ、日常の生活習慣の見直し、改善も重要です。

表13.5　がんを防ぐための12ヵ条

- ・バランスのとれた栄養をとる：彩り豊かな食卓にして
- ・毎日変化のある食生活を：ワンパターンではありませんか
- ・食べ過ぎを避け、脂肪は控えめに：おいしいものは控えめに
- ・お酒はほどほどに：健康的に楽しみましょう
- ・たばこは吸わないように：特に新しく吸い始めない
- ・食べ物から適量のビタミンと繊維質のものを多くとる：緑黄色野菜をたっぷりと
- ・塩辛いものは少なめにあまり熱いものは冷ましてから
- ・焦げた部分は避ける：突然変異を引き起こします
- ・カビの生えたものに注意：食べる前にチェックして
- ・日光にあたりすぎない
- ・適度にスポーツをする：いい汗、流しましょう
- ・からだを清潔に：さわやかな気分で

（国立がんセンター監修（財）がん研究振興財団広報資料より）

(6) 高血圧症

　大循環系の血圧が慢性的に上昇する病態で、腎性・内分泌性など原因疾患が明らかなもの（二次性高血圧症）と、原因不明の本態性高血圧症とがあります。動脈硬化、心肥大、脳出血などの原因となります。本態性高血圧症の予防には、肥満の予防、そして、ナトリウムの過剰摂取（食塩相当

豆知識　［特定健康診査と特定保健指導］2008 年（平成 20 年）4 月から、健康保険組合、国民健康保険などに対し、40 歳以上の加入者を対象としたメタボリックシンドロームに着目した特定健康診査および特定保健指導の実施が義務付けられることになりました。
　特定健康診査は、基本健康診査の健診項目を基本としていますが、メタボリックシンドロームに着目した健康診査で、メタボリックシンドロームの診断基準で用いられる腹囲の測定が必須項目となっています。また、総コレステロールの測定から、動脈硬化に大きく関係している LDL-コレステロールの測定に替わっています。特定健康診査の結果を受けて、生活習慣病の発症リスクが高く、生活習慣の改善による生活習慣病の予防効果が多く期待できる人には、特定保健指導が行われます。

ヒトの一生

量の過剰摂取）の改善とともに、カリウムの十分量摂取が大切です。

（7）脳血管障害（脳卒中）

脳血管障害は、脳出血（脳溢血、くも膜下出血）と脳梗塞に区分することができます。

脳出血は壊死した脳小動脈壁が高血圧などの影響で破綻し出血することで、原因の多くは動脈硬化症と高血圧症によります。

脳梗塞は、脳動脈が閉塞され、脳組織が壊死に陥って起こる疾患です（脳軟化症ともいいます）。閉塞の原因は、脳血栓、脳塞栓（細菌や脂肪の塊、がん組織の一部、空気などが脳血管を閉塞する）などです。高齢者に多く、脳動脈硬化の症状（手足のしびれ、舌のもつれなど）が先行することが多くみられます。

（8）動脈硬化症

動脈壁にコレステロールやその他の脂質が沈着し、組織が破壊され壁が肥厚し、血管内腔が狭くなり、硬化して弾力性を失い、脆くなる疾患です。

動脈硬化は、高血圧、糖尿病、脂質異常症、肥満、喫煙などが促進因子とされ、虚血性心疾患や脳血管障害の原因となります。

（9）歯周病

永久歯の平均寿命は、男性で53〜60年、女性で47〜57年です。永久歯は13〜14歳頃までに生え揃うので、手入れを怠れば、80歳を迎える前にその多くが抜け落ちることになります。とくに、中高年になると歯周病が増大します。歯周病で歯を失うと、咀嚼力が低下し、噛み合わせが悪くなり、喫食率が低下するので、高齢期は低栄養状態、とくにたんぱく質・エネルギー低栄養状態に陥りやすくなります（PEM、p.204）。また、発音がはっきりしなくなったり、顔の骨格や筋肉にも影響を及ぼし、顔に歪みが出たりすることもあります。

自分の歯を少なくとも20本以上保っていれば、ほとんどのものを噛んで食べられることから、80歳になっても自分の歯を20本以上保つことを目標に、厚生労働省や歯科医師会が中心となり、"ハチマルニイマル（8020）運動"を行っています。

第14章

スポーツと栄養 ～成人期②

海人「やっぱりスポーツで強くなるには、もりもり食べなきゃだめだよね」
康子「それが大前提ね。強いスポーツ選手は、胃腸が丈夫で人一倍食べるそうよ」
海人「これさえ食べれば、力がもりもりわくような、食べ物ってないのかな」
康子「あったら、いいんでしょうけどね」

14.1 スポーツ選手が摂るべき栄養

「競技者のためのパフォーマンス向上のための食べ方や、勝つための食べ方はない」とは言えません。ただし、それら特別な食べ方が有効に機能するための基本は、やはり「日常の食生活における栄養素等の摂取に過不足がないか」、「各種栄養素等の摂取バランスが良好かどうか」です。

(1) アスリートの食事摂取基準例

　スポーツ選手（アスリート）の食事摂取基準例を表14.1に示します。いずれの栄養素も、通常の身体活動時と比べて多くの摂取が必要です。

(2) スポーツと貧血

　鉄は、体内の酸素運搬に必須のミネラルです。酸素運搬能力はパフォーマンスの維持と深く関係しています。貧血になってしまうとパフォーマンスは低下しますし、疲労の回復も遅れます。トレーニング中では十分なトレーニングが積み重ねられないことになります。競技パフォーマンスを低下させないために、貧血を予防することはきわめて重要です。

表14.1　アスリートの栄養等摂取基準例

エネルギー（kcal）	4,500	3,500	2,500	1,600	備考
たんぱく質（g） （エネルギー比率）	150 （13%）	130 （15%）	95 （15%）	80 （20%）	
脂質（g） （エネルギー比率）	150 （30%）	105 （27%）	70 （25%）	45 （25%）	
糖質（g） （エネルギー比率）	640 （57%）	500 （58%）	370 （60%）	220 （55%）	
カルシウム（mg）	1,000〜1,500	1,000〜1,200	900〜1,000	700〜900	
鉄（mg）	15〜20	10〜15	10〜15	10〜15	推奨量の15〜20%増
ビタミンA（μgRAE）*	1,000	900	900	700	推奨量の20%増
ビタミンB$_1$（mg）	2.7〜3.6	2.1〜2.8	1.5〜2.0	1.0〜1.3	0.6〜0.8 mg/1,000 kcal
ビタミンB$_2$（mg）	2.7〜3.6	2.1〜2.8	1.5〜2.0	1.0〜1.3	0.6〜0.8 mg/1,000 kcal
ビタミンC（mg）	100〜200	100〜200	100〜200	100〜200	
食物繊維（g）	36〜45	28〜35	20〜25	13〜16	8〜10 g/1,000 kcal
スポーツ種目	ボート スキー レスリング 柔道(重量級) ラグビー アメフト 陸上(マラソ ン、投てき) など	陸上 (短・中距離 跳躍) 野球 テニス サッカー バレー バスケット など	体操 卓球 バドミントン ヨット スキージャンプ など	主に減量中	

＊RAE：レチノール活性当量
（日本体育協会スポーツ医・科学専門委員会「アスリートのための栄養・食事ガイド 第2版」第一出版、2008 に加筆）

　成人のアスリートは 15 〜 20 mg の鉄の摂取が勧められています。通常の食生活において、鉄は、ミネラルの中でカルシウムに次いで不足しやすい栄養素です。とくに女性は鉄不足への注意が必要です。

　また、激しい運動では運動性貧血を引き起こすこともしばしばみられます。このような場合には、とくに鉄を多めに摂取する必要があります。

　また、貧血予防には、鉄の摂取とともに、たんぱく質の適量摂取と鉄の吸収を促進するビタミン C 摂取も心がけることが大切です。さらに、摂取した鉄をしっかり吸収できるように、食後 30 分程度はタンニンを含む飲料（緑茶、紅茶、ウーロン茶、コーヒーなど）は避けたほうがいいでしょう。

（3）スポーツ選手のカルシウムの摂取と骨

競技者は、激しい身体活動を支えるために強靭な骨が必要です。一般に、スポーツ選手の骨量は一般の人より多く、それは運動により荷重などの物理的刺激が骨へ直接作用するほか、運動による全身性の変化が間接的に作用して、骨に好影響をもたらすからです。

骨の材料としてカルシウムはきわめて重要ですが、そのカルシウムは最も不足しやすい栄養素です。特に、高校生を含む若年者の不足は深刻です。さらに、中・高校生の時期は、骨の著しい成長・充実の時期であり、最もカルシウムを多く必要とする時期でもあります。加えて、通常の生活での汗中へのカルシウムの喪失量は 3 mg/日程度なのですが、運動時には汗中に約 100 mg/L もの割合で失われることもあり、発汗量の多いときなどには 300 mg にも損失量が達することがあると言われています。したがって、運動時には汗への損失を十分考慮して、カルシウムをしっかり摂取することが必要となります。

骨の健康を考えた場合、女性スポーツ選手では、過度のスポーツによるストレスや体重減少、極端な体脂肪率の低値が、月経不順を起こし、その結果むしろ骨を弱くすることがしばしばみられます。これは、骨の代謝に重要な役割を果たしている女性ホルモンのエストロゲンが、月経不順により減少するために起こります。体重が軽すぎることは月経不順の原因にもなりますし、体重が軽いことそれ自体による骨への刺激の減少が低い骨量の原因となります。必要以上に体重を落とさないこと、カルシウムを十分に摂取することがその予防に有効です。

Pick up　FAT（female athlete triad）とは

エネルギー有効性（energy availability）の低値、運動性の月経異常、低骨密度（骨粗鬆症）が、それぞれに関連をもって起こる、女性アスリートにとって深刻な健康管理上の問題のことです。エネルギー有効性とは「エネルギー摂取量−運動によるエネルギー消費量」または「（エネルギー摂取量−運動による消費エネルギー量）／除脂肪量（FFM；free fat mass）」で表されます。

つまり、運動量に見合ったエネルギー摂取ができていない状況で、このた

めに、稀発月経や運動性無月経となったり、低骨密度となったりします。また月経異常は、さらに骨密度を低下させます。一人の女性アスリートが、この3つの状態すべてを有しているとは限りませんが、1つ2つの状態に当てはまる選手は多くいます。どの状態も健康に深刻な問題をもたらします。

なお、エネルギー有効性低値による悪影響は、女性アスリートだけの問題ではなく、男性アスリートにおいても類似の健康問題が起こることがわかってきています。

> **COLUMN　競技スポーツをやめた後の食生活**
>
> スポーツ活動をやめると、急激に消費エネルギー量が減少します。それまで食べていた食事量では、余剰なエネルギーが体脂肪として蓄積されることになります。肥満をはじめとする生活習慣病予備群の仲間入りが心配されます。スポーツをやめたあとは、食事量に注意するとともに、健康のために適度な身体活動を維持するよう心がけましょう。とくに学生時代スポーツに一生懸命だった人は、就職すると、たいてい生活が一変し、体を動かす機会が極端に減ります。数年後の職場の健康診断でさまざまな身体的な問題点が指摘されはじめることが多くあるので、注意しましょう。

14.2　試合で勝つための栄養法

持久性のスポーツで、よく用いられているのが、「グリコーゲン・ローディング」です。他には、「ウオーター・ローディング」「ファット・ローディング」「クレアチン・ローディング」などが行われます。

(1) グリコーゲン・ローディング

グリコーゲン・ローディング（カーボ・ローディング）はスポーツ栄養で最も有名な栄養摂取の方法といえるでしょう。試合直前の調整期に行う食事法で、筋グリコーゲン量を高めることを目的に行います。筋グリコーゲンは、運動のエネルギー源となるため、特に持久系の運動にとっては、いかに貯えておくかが鍵となるのです。これによって試合時のスタミナア

豆知識●［水泳選手の骨量］水泳を一生懸命行っている人の骨量は少ないと思っていませんか？　他の種目の選手と比べると水泳選手の骨量は多くないことがありますが、スポーツをしない人に比べると水泳選手も骨量が多いものです。

ップを図ります。

　現在多く試されている方法は、試合の約1週間前から運動量を減らし、通常のエネルギー比率（糖質50〜60%、たんぱく質10〜15%、脂質25%）の食事を摂取し、3日前から高糖質食に切り替え、糖質70〜80%、たんぱく質10〜15%、脂質10〜20%の食事とする方法です（図14.1A）。他の方法としては、試合の約7日前に激しい運動を行い筋グリコーゲン量をできるだけ低下させ、その後はトレーニング量を控え、それと同時にはじめの3日間は高たんぱく高脂質のいわゆる低糖質食とし、後半3日間に高糖質食とする方法などもあります（図14.1B）。

　ただし、グリコーゲン・ローディングでは体内への水分貯留が起こるため、むしろ体を重く感じてしまうことがあります。

（2）水分補給（ウオーター・ローディング）

　運動中の発汗による脱水は、パフォーマンスの低下に直結します。

　体重の2〜3%の脱水でパフォーマンスは有意に低下することが知られています。体重約50 kgの人が約1 Lの汗をかくと、パフォーマンスは低下することになります。運動時にはこの程度の発汗はしばしば起こりますし、環境によっては、運動時の発汗量は多い場合には5 Lにも及ぶことがあります。

　水分補給は発汗量に応じてこまめに行うことが大切です。また、ただの純水を飲むと、かえって脱水状態を悪化させることがあります。というのは、発汗によりナトリウムが失われ、血中ナトリウム濃度が低下傾向にあります。このときに、純水を摂取すると血液中のナトリウム濃度をこれ以上薄めないようにと、体内の水分がむしろ排泄されてしまうという機構（自発的脱水）が体内にあるからです。この自発的脱水を防ぐためにも、体液と同張程度のナトリウムを含んだ水を補給することも大切です。

　もちろん、発汗により失われているミネラルはナトリウムだけではありませんので、他のミネラルも含んだ水の補給がより有効となります。

　さらに、長時間の運動時には、途中のエネルギー補給も重要で、糖質を含んだ水がスタミナの持続に有効になります。この場合、糖濃度が6%以下であれば、胃の通過時間は若干長くなるものの腸での吸収が遅れることはないので、6%以下の糖濃度が目安となります。また、ブドウ糖のよう

図14.1　グリコーゲン・ローディング

A. 簡易法

　試合の１週間前から、少しずつ練習量を減らし、３日前から高糖質食に切り替えることで、体内のグリコーゲン含有量を増加させる方法。

　高糖質食では、通常の食事よりおかずを少なめにし、主食を増やします。

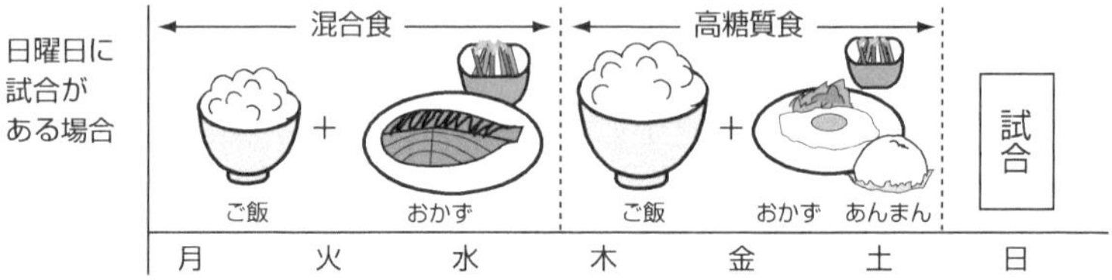

B. 古典的方法

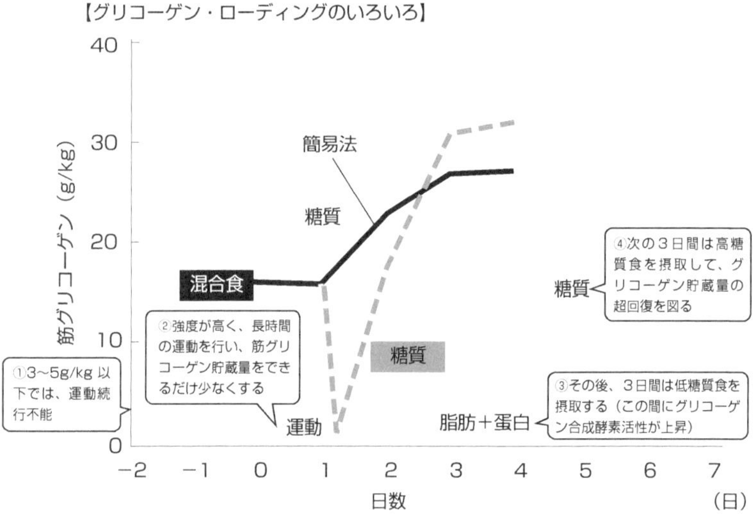

【グリコーゲン・ローディングのいろいろ】

に吸収されやすい糖を飲料として飲むと、急激な血糖上昇を抑制する体内の機構が働き、むしろ低血糖傾向を起こす可能性が指摘されています。このことは早くに疲労を感じる心配につながることから、糖の種類や濃度には十分な配慮が必要となります。

　多くの市販のスポーツドリンクは、これらを考慮しミネラルや糖を含んでいるので、こまめに水分補給することを心がけ、上手にスポーツドリン

クを活用することは有効でしょう。

のどが渇いたと感じるのも
約2％の脱水によるんだって

> **ファット・ローディング**
>
> お母さんの一口メモ
>
> 　ファット・ローディングは、新しい考え方の手法です。数日
> 間、高脂肪食（脂肪エネルギー比が50％など）を摂取するこ
> とで、脂肪をエネルギーに変換する効率を高めようというものです。でも食
> 生活的にはナンセンスな食事内容になりますし、特に日本人にとっては、継
> 続が難しい献立になりがちなので、実践的ではないようです。

（3）たんぱく質の摂取タイミング

　筋肥大を伴うようなトレーニングの初期や、筋力トレーニング時、長時
間にわたる持久性運動時には、たんぱく質必要量は増加すると考えられま
す。

　骨格筋量はパフォーマンスに大きく影響します。そのために、多くの種
目の多くの選手が筋量を増やそうと努力しています。成人では、通常時に
は約 1.0 g/kg/日のたんぱく質摂取量が望ましいとされており、筋力トレ
ーニング時は 1.7 〜 1.8 g/kg/日、持久性運動時には 1.2 〜 1.4 g/kg に増加
させるのがよいとされています。たんぱく質摂取による筋の肥大効果を高
めるためには、運動後できるだけ速やかにたんぱく質を摂取することが大
切であることがわかってきました。さらに、運動中の筋損傷の予防には、
運動前にたんぱく質（アミノ酸）を補給し、血中のアミノ酸レベルを高め
ておくと良いと考えられています。また、1 回の摂取で吸収できる量には
限界があることも知られるようになり、3 回の食事で均等に摂るなどの配
慮が必要です。

海人「たくさん、たんぱく質を摂っているのに、うまく筋肉が増えないなー」
康子「たんぱく質ばかりを意識して、おもなエネルギー源になる炭水化物（糖質）
　　　の摂り方が少ないんじゃないの？　ご飯などの主食をしっかり食べないと、

運動のエネルギー源としてたんぱく質が多く使われちゃうのよ。まずは、主食などの量をしっかり摂らなきゃだめよ」

体づくりに一生懸命な人は、ときにサプリメントの利用などによってたんぱく質を過剰に摂取してしまう心配があります。多く摂れば摂るほど、それだけ体づくりに効果があるわけではありません。どの栄養素もアスリートといえども、過剰摂取には注意が必要です

Pick up　多めに何でも摂ればいいの？

　例えば、抗酸化ビタミンを多く摂取したり、カルシウムや鉄などのミネラルを多く摂ることが、パフォーマンス向上に結びつくと思っていませんか？

　高い強度の身体活動を行うと、必要量が増すので、通常より多く摂ることは大切ですが、それは必要量を満たすという意味です。多くを摂取するだけパフォーマンスが向上するわけではありません。不足が補われて良い結果が出ることはあるでしょう。しかし、プラスのエルゴジェニック効果（下記COLUMN参照）ではありません。不足しないことは重要ですが、過剰摂取にならないよう注意しましょう。

COLUMN　エルゴジェニックエイド

　競技力の向上を目的としたサプリメントをエルゴジェニック（賦活剤）と呼んでいます。これらはおもに筋量の増加や、筋肉内のエネルギー貯蔵性の向上、筋肉におけるエネルギー産生速度の効率化など、身体的なパワーを高めることを目的としているものです。ほかにも生理学的な作用を期待するエルゴジェニックもあります。しかし、これら競技力向上を目的としたサプリメント類の多くは、現在研究中のものが多く、その効果や長期使用の安全性などは不明なものが多いのが現状です。

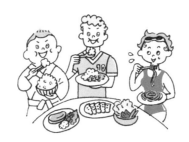

第15章

更年期の生理と食生活 〜成人期③

花梨「ねえ、お母さん、お母さんって、もう更年期なの？」

康子「突然、何よ？」

花梨「更年期障害ってどんなものかなっと思って。イライラしたりするんでしょ」

康子「次のステージに向かって体が変化していく時期なのよ。体がとまどって、
　　　いろいろな症状が出るのね」

花梨「若い人にも、更年期障害と同じような症状があるらしいね」

康子「普通は、ないはずなんだけど、極端なダイエットをしたりしていると、
　　　ホルモンバランスが崩れたりして、症状が出るのかもしれないわね」

15.1　更年期の心と体

　更年期とは、どういう時期なのでしょうか？　日本産科婦人科学会での
定義によると、「更年期とは生殖期（性成熟期）と非生殖期（老年期）の
間の移行期をいい、卵巣機能が減退し始め、消失するまでの時期」にあた
るとされています。現在、日本人女性の平均閉経年齢はおおよそ50歳で、
更年期とはその前後5年間、45〜55歳くらいが相当します。

　閉経とは、卵巣機能の衰退または消失によって起こる、月経の永久的な
閉止をいいます。

（1）身体の変化

●内分泌系〜エストロゲン（卵胞ホルモン）量の低下

閉経期（更年期）の特徴は、卵巣機能の低下による内分泌の変化、とくにエストロゲン分泌の衰退です。

40 歳代になると急速に卵巣機能が衰退し、卵巣の卵胞数の減少に伴い、卵巣由来の循環血液中のエストロゲン量は次第に減少します。

また排卵がなくなると、黄体から分泌されるプロゲステロンも減少します。また、エストロゲン量が減ったことに対する体の反応として、卵胞の発育に関わる卵胞刺激ホルモン（follicle stimulating hormone；FSH）の分泌が亢進されます。

●生殖系〜閉経

多くの女性は、閉経の 1 〜 2 年前より月経周期が不規則となります。やがて月経が停止しますが、12 ヵ月の連続した無月経状態を閉経（自然閉経）といいます。このような更年期にみられる月経変化の背景は、卵巣機能の低下（おもにエストロゲンの分泌低下）です。卵巣が 50 歳前後で機能が停止するのに伴い、卵巣機能に支配されている生殖器系も、他の臓器よりも早く加齢の影響を受けることになります。

つまり、エストロゲンの分泌低下に伴い、子宮筋・内膜、膣粘膜などの萎縮をもたらし、また、外性器においては、乳房の乳腺組織の萎縮により乳房自体の縮小もみられます。

●代謝〜エストロゲン量の低下の影響は幅広い

表 15.1 は、更年期の全身機能の変化と老年期への影響を示したものです。エストロゲンは単に生殖機能に直結した作用だけでなく、全身の臓器・器官の機能に対しても多くの重要な生理作用を持ちます。

エストロゲンの分泌低下によって、脂質代謝、糖質代謝および骨代謝の変化、脳機能の変化などが起こります。これらの変化は、はじめは自覚的な症状を伴いませんが、やがて動脈硬化性疾患、虚血性心疾患、骨粗鬆症、認知症などの発症へとつながる危険性を持っています。

【脂質代謝】 特に、脂質代謝において、エストロゲンは血清脂質をコントロールする作用を持ち、分泌低下によって、エストロゲン合成に利用されていたコレステロール利用量が低下し、さらに肝臓や末梢組織における

表15.1　更年期の全身機能の変化と老年期への影響

臓器・器官	更年期	老年期
脳・神経系	脳血流量の低下、反射の低下	アルツハイマー型認知症、誤嚥性肺炎
循環器系	血管壁の強度と弾性の低下 末梢細動脈の硬化	高血圧症、動脈硬化性疾患
呼吸器系	肺活量・1秒率の低下 肺コンプライアンスの低下	動脈血酸素分圧の低下
内分泌	甲状腺組織の線維化 **卵巣機能の低下**━━━━━━	甲状腺機能低下症 ━━▶**全身機能への影響**
代謝系	インスリン分泌予備能の低下 基礎代謝の低下 LDL コレステロール上昇	糖尿病 肥満 脂質異常症（旧高脂血症）
生殖器	子宮、卵巣、腟、外陰部の萎縮	性交痛、萎縮性腟炎
泌尿器	尿道粘膜の萎縮 尿道括約筋の収縮力低下	頻尿、尿失禁
骨	骨量の低下	骨粗鬆症
皮膚	皮膚の萎縮	

太字はエストロゲンの関与が大きいもの.
（小野一郎・尾林　聡・麻生武志、「新女性医学体系21　更年期・老年期医学—女性のライフステージにおける更年期・老年期の特性」中山書店、p11、2001より一部改変）

LDL コレステロールの取り込みが低下します。その結果、血中 LDL コレステロールの上昇が起こり、血清総コレステロール値が高値を示すようになります（図 15.1）。

　また、基礎代謝の低下、インスリン感受性低下による耐糖能の低下、さらには運動量の減少などによって肥満になりやすく、血中の中性脂肪の上昇もみられます。

　更年期においては、除脂肪量の減少、脂肪組織の増加とともに、その体内分布が変化し、糖質や脂質代謝に悪影響を及ぼす腹腔内脂肪蓄積型（内臓脂肪型）肥満に移行することが懸念されます。この肥満は、いわゆるメタボリックシンドロームや生活習慣病発症のリスクを高めるばかりでなく、容貌、容姿の変化による心理的影響も少なくありません。

ヒトの一生

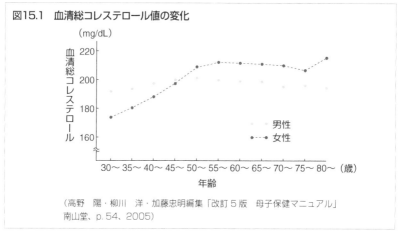

図15.1　血清総コレステロール値の変化

（高野　陽・柳川　洋・加藤忠明編集「改訂５版　母子保健マニュアル」
南山堂、p.54、2005）

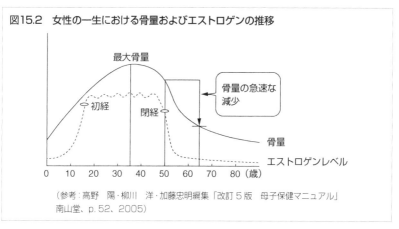

図15.2　女性の一生における骨量およびエストロゲンの推移

（参考：高野　陽・柳川　洋・加藤忠明編集「改訂５版　母子保健マニュアル」
南山堂、p.52、2005）

【骨代謝】　骨代謝において、骨は、絶えず形成（骨形成）と骨破壊（骨吸収）を繰り返しながら、その代謝が営まれています。ヒトでは、生理作用の環境下で、身体の成長とともに骨が形成され、とくに女性では図15.2に示すように、初潮発来の頃から骨量増加が加速し、20歳代から30歳代にかけてピーク（最大骨量）に達します。その後、女性においては、更年期頃から徐々に骨量減少が生じ、エストロゲン分泌の低下の推移と平行するように閉経に伴い急激な骨量減少が起こります。これは、骨破壊（骨吸収）を抑制する作用のあるエストロゲンの分泌が減少することにより、骨破壊（骨吸収）が亢進し、骨形成と骨破壊（骨吸収）のバランスが崩れるためです。

したがって、女性は、閉経に伴うエストロゲン分泌低下とともに加齢による骨量減少を来すため、閉経期以降、骨粗鬆症発症（pick up 参照）が多くみられます。なかでも、やせている人、筋肉の少ない人、閉経の早い人、家族に骨粗鬆症患者のいる人などは、骨量の低下が大きいといわれています。骨量の減少が著しくなるこの時期の、食生活および生活の仕方など、生活習慣の改善はきわめて重要です。

骨粗鬆症

　骨粗鬆症とは、骨強度（骨密度；約70%、骨質；約30%といわれている）の低下を主徴とし、つまり全身の骨量が減少し骨の微細構造の変化により脆弱化することによって、外力に対し容易に骨折しやすくなる全身性の疾患です。骨粗鬆症に伴う椎体骨折や大腿骨近位部骨折などは、患者のQOL（quality of life、生活の質）やADL（activity of daily living）の低下を招くことが多いことから、骨粗鬆症の予防は、超高齢社会到来のわが国においては健康管理上の重要な課題の1つと考えられます。

　骨粗鬆症の誘因には、加齢およびエストロゲン分泌低下、いわゆる閉経に伴う生理的骨量減少に加え、遺伝や食生活、喫煙、アルコール中毒および日常生活の身体活動量などの生活習慣に起因する多くのリスクファクターがあげられます。

　栄養因子では、カルシウム、ビタミンD、たんぱく質などの不足のほか、リンの過剰摂取、偏食、食事制限による低体重なども問題です。また運動不足や長期入院などによる不動化などもリスクファクターの1つとなります。さらに、甲状腺機能亢進症などの疾患、グルココルチコイドやアルミニウム含有制酸剤などの医薬品の長期使用なども考慮する必要があります。

　食事から摂取するカルシウムについては、利用効率（bioavailability）を考慮することも必要でしょう。食事中に存在しているリン（とくに食品添加物などに含まれるリン酸塩）、フィチン酸、シュウ酸、食物繊維などの多量摂取は、カルシウム吸収を抑制し、一方、ビタミンD、乳糖やリジン・アルギニンなどのアミノ酸は、カルシウムの腸管吸収を促進することが知られ

豆知識　［**男性の骨量**］男性は、一般には骨量は女性より多く、その減少は緩やかですが、高齢期以降は加齢による骨量減少は起こります。

ています。毎日の食生活のうえで、カルシウム吸収抑制に関わる食品に偏らず、十分量のカルシウム摂取とともにバランスのとれたエネルギーおよび栄養素等の摂取が重要です。

また、更年期以降の女性は、身体活動が減少し、比較的静的な日常生活を送りがちになります。そこで、日常の身体活動を活発にして、筋肉量を維持・増加させ、骨に対する刺激を与えるような運動（歩行でも効果がある）を習慣化することが重要です。

骨粗鬆症の予防において最も重要な点は、若い時期にできるだけ最大骨量を高めておくこと、次いで、加齢および閉経に伴う骨量減少を少しでも抑制することです。さらに高齢期における骨折を、いかに予防するか、また日常生活で転倒しないように注意を払うことも大切な点です（p.208）。

（2）心理的・精神的変化〜家族や社会環境の変化

更年期は、閉経という大きなイベントを通して、高齢期という新たなライフステージへ向かう節目の時期ですが、身体的変化ばかりでなく、子どもの自立、子育てからの解放、本人や配偶者の職場環境の変化など、女性を取り巻く家庭や社会環境の変化を伴うことが多い時期でもあります。これら心理的、社会的側面が更年期に起こる諸症状に大きく関与するといわれています。

また、この時期は特に更年期の諸症状がQOLや栄養状態に大きく影響している場合があるため、更年期症状評価法（表15.2）などを活用して、更年期障害の評価をしておくことも大切です。

康子「この時期の過ごし方、健康への取り組みが、その後に迎える長い高齢期の健康およびQOLに多大な影響を与えることになりますね。生活環境全般の見直し、改善をはかることによって、生活習慣病の予防、さらには豊かで質の高い健康的な高齢期を過ごすためにも、この時期までに、よい生活習慣を身につけておきましょう」

おばあちゃんたち「そうじゃよ」

表15.2　日本人女性の更年期症状評価表

症　　状		症状の程度		
		強	弱	無
熱感	1.　顔がほてる			
	2.　上半身がほてる			
	3.　のぼせる			
	4.　汗をかきやすい			
不眠	5.　夜なかなか寝付かれない			
	6.　夜眠っても目をさましやすい			
神経質・ゆううつ	7.　興奮しやすく、イライラすることが多い			
	8.　いつも不安感がある			
	9.　神経質である			
	10.　くよくよし、ゆううつになることが多い			
倦怠感	11.　疲れやすい			
	12.　目が疲れる			
記憶障害	13.　ものごとが覚えにくかったり、物忘れが多い			
胸部症状	14.　胸がどきどきする			
	15.　胸がしめつけられる			
疼痛症状	16.　頭が重かったり、頭痛がよくする			
	17.　肩や首がこる			
	18.　背中や腰が痛む			
	19.　手足の節々（関節）の痛みがある			
知覚異常	20.　腰や手足が冷える			
	21.　手足（指）がしびれる			
	22.　最近音に敏感である			

（日本産科婦人科学会生殖・内分泌委員会「日本人用更年期・老年期スコアの確立と HRT 副作用調査小委員会報告―日本人女性の更年期症状評価表の作成―」日産婦誌 53（5）、p. 884、2001）

ヒトの一生

15.2 更年期の食生活・生活習慣の改善

更年期の食事摂取基準は巻末の付表2に示します。

更年期において、健康を維持しQOLの向上を図るうえできわめて重要なことは、個々人それぞれに対応した、生活習慣、特に食習慣の改善、日常の身体活動量の改善を図ることです。その際、考慮すべきことは次のような事項です。

- 更年期は、個々人によりその身体的状況や栄養状態はさまざまであり、更年期の諸症状も多岐にわたる。
- 更年期以降罹患しやすい疾患である骨粗鬆症、肥満、高血圧症、脂質異常症（旧高脂血症）、糖尿病などの病態の有無、または、その病状を考慮する。
- ひとり一人の諸症状や病態に対応した、具体的な食生活および生活習慣の改善が必要。

更年期以降に罹患しやすい疾患の予防を考慮した、食品の選択上の注意としては、不足しがちなカルシウムを十分量摂取すること、脂肪含量の少ない食品を選択すること（牛乳をスキムミルクや低脂肪乳に代える、肉類は脂肪の少ない赤身の部位を利用するなど）、さらには、脂の摂取をできるだけ控えるために調理法を工夫することなどがあげられます。また、減塩に努めることも大切です。

更年期に生じるさまざまな身体的変化、生理的変化など、その現れ方は個々人により大きく異なるため、各自が自己の身体に対する関心を深め、自己の健康管理に対する自己管理能力を身につけることが大切です。

更年期障害

40歳代から50歳代のいわゆる更年期の女性は、生理的には卵巣機能低下や閉経を迎え、また、さまざまな生活環境におけるストレスも多くなり、多彩な不定愁訴を呈することがあります。これを一般に更年期障害、あるいは更年期症状、更年期症候群と呼びます。

わが国では、更年期障害は「更年期に現れる多種多様の症候群で、器質的

変化に相応しない自律神経失調症を中心とした不定愁訴を主訴とした症候群」（日本産科婦人科学会）と定義されています。しかし、必ずしも明確な定義ではありません。エストロゲン分泌低下に基づく血管運動神経症状とそれに由来する症状（hot flush；ほてり・のぼせ、発汗、動悸など）を狭義の更年期障害、心因など他の因子を含んだものを広義の更年期障害と呼ぶこともありますが、一般には広義の更年期障害を指すことが多いです。

エストロゲン分泌低下との関連が明らかなのは、ほてり、のぼせなどのいわゆる hot flush や発汗を中心とした血管運動神経症状、睡眠障害、泌尿生殖器萎縮症状です。更年期に起こる心因に関連した病態としては、WHOによると、不安障害（いわゆる神経症；不安、いらいら、動悸、発汗、めまい、入眠障害など）、気分障害（いわゆるうつ病；抑うつ、食欲不振、睡眠障害、易疲労感など）、身体表現性障害（いわゆる自律神経失調症といわれる不定愁訴群など）などがあります。

これらは、症状によっては高齢期まで継続するものもあります。また、症状の中には、他の疾患に起因するものもあるため、十分な検査・診察のうえで診断することが大切です。

最近では、更年期障害の軽減および QOL の維持向上を図ることを目的に、ホルモン補充療法も行われています。

また、女性と同様、男性にも更年期はあります。性成熟期には男性も十分性ホルモンが分泌されていますが、男性ホルモンであるテストステロンは加齢とともに分泌低下を示します。しかし、女性に比べその低下は劇的ではありません。更年期の症状としては、性機能低下（性欲低下など）に加え、精神神経症状なども現れることがあります。

ヒトの一生

定期的に運動をする習慣を
身につけるといいですね

第16章

高齢期の生理と食生活

祖父「さてと、次はわしらの番みたいだね」

祖母「若い人には、年寄りのつらさはわからないでしょうね」

祖父「体はしんどくなってきたが、気力はばっちりだ」

祖母「でも、これからどんどんまだまだ年をとっていくのですよ」

祖父「大丈夫だよ。毎朝の散歩、食事にも気を使って、まだまだ長生きするぞ」

16.1 高齢期の身体特性と社会的特性

（1）高齢期とは

高齢期とは、慣例的区分では65歳以上を指し、65〜74歳を前期高齢者、75歳以上を後期高齢者といいますが、WHOの定義では、60〜74歳を前期高齢者（young old）、75〜84歳を後期高齢者（old old）、85歳以上を超高齢者（very old）としています。

高齢期は加齢に伴い、各種臓器の萎縮、およびそれに伴う機能低下、さらには生体内代謝異常などがみられるようになります。

（2）臓器の加齢変化

●体が小さくなる？　〜組織重量、体組成変化（図16.1）

加齢に伴い、組織の実質細胞数が減少し、組織萎縮が生じ、その結果と

して組織重量が減少します。したがって、身長、体重の減少をきたすことが多くなります。

体組成の変化の特徴は、細胞内液量の減少および体脂肪量の割合の増加です。一方、細胞外液量は加齢による変化は認められません。

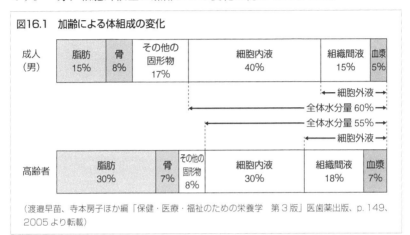

図16.1 加齢による体組成の変化

（渡邉早苗、寺本房子ほか編「保健・医療・福祉のための栄養学 第3版」医歯薬出版、p.149、2005より転載）

●噛みにくくなる ～口腔

加齢により唾液分泌量の減少、歯牙の喪失、これによる咀嚼能力や嚥下能力の低下を招きます（p.205）。また口腔粘膜萎縮などにより味覚が鈍感になります（p.206）。とくに塩味、甘味の識別能の低下が著しくなります。

●消化能力の低下 ～消化器

アミラーゼ、リパーゼ、ペプシン、トリプシンなどの消化酵素が減少（消化液の分泌減少による）、消化能力が低下します。また大腸の運動機能が低下することなどにより、便秘になりやすくなります。

●体を動かすことが辛くなる。目は見えにくく耳は聞こえにくくなる
～循環器系、呼吸器系、脳・神経系

負荷に対する心機能の予備能力の低下、起立性低血圧、老人肺、脳神経細胞の減少、萎縮などがみられます。また、老眼（遠近調節能の低下）、老人性白内障（水晶体の濁り）、老人性難聴（高音域の聴覚低下）なども生じやすくなります。

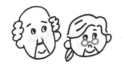

いやな話ばかりだなあ

201

●転びやすくなったり、骨折しやすくなる　〜筋肉・骨格・運動機能

　骨格筋重量の減少に伴い筋力が低下します。また、高齢期では男女ともに骨量減少による骨粗鬆症発症のリスクが高まります（p.195）。とくに女性で顕著です。さらには筋力低下、体力低下などとともに骨折リスクも高まります。変形性関節症もしばしば観察されます。これらは、高齢者のADL、QOLの低下を招きます。

●その他

　腎機能低下なども認められます。

（3）代謝の加齢変化

　エネルギー代謝（基礎代謝量の低下など）、たんぱく質代謝、脂質代謝、糖質代謝（耐糖能異常、軽症の糖尿病など）、水・電解質代謝（容易に浮腫や脱水を起こしやすい）、骨代謝（骨量減少、骨粗鬆症およびそれに伴う骨折など）などにも加齢変化が認められます。

（4）高齢期の社会的特性

　社会的特性としては、高齢者世帯の増加、独居高齢者の増加、要介護老人の増加などが挙げられます。

　高齢者の栄養障害に関連する諸因子は、表16.1に示すように、身体的要因だけでなく、社会・心理的要素、社会経済的要因も考えられています。そのため、心の変化に対するケアも重要となります。

表16.1　高齢者の栄養障害に関連する諸因子

身体的要因	社会・心理的要素	社会経済的要因
生活活動量の低下	抑うつ	経済的困窮
咀嚼力の低下	孤独	不十分な調理・貯蔵設備
食欲不振	家族との死・離別	買い物・調理能力・栄養
嚥下障害	社会的疎外感	知識の欠如
便秘	生き甲斐・希望の喪失	移動手段の欠如など
四肢の障害	興味の喪失	
慢性疾患	食事・調理への関心喪失	
味覚・嗅覚の低下	食欲不振	
（おもに塩味、甘味）	精神障害	
吸収機能・代謝機能低下	コミュニケーション障害	
運動不足など	など	

（栄養学ハンドブック編集委員会編「栄養学ハンドブック」技報堂出版、1996）

16.2 高齢期の食生活

(1) 高齢期の食生活の特徴

身体的加齢変化（老化）の程度や、個人を取り巻く食環境、社会環境には、個人差が大きくあります。

さらには、個々の高齢者により程度の差はありますが、咀嚼障害（歯牙喪失や義歯の不良などが原因）、嚥下障害（食塊を食道へ送り出す、飲み込む能力の低下により誤嚥を生じる。脳血管障害による後遺症で生じることもある）、および活動量の低下、ADL の低下などから食欲の低下を生じ、これらが食事摂取量の低下につながります。

また、口渇中枢機能の低下により水分摂取の低下を生じます。高齢者が喉の渇きを訴えなくとも、定期的な水分摂取は大切です。しかし、水分の過剰摂取は浮腫を生じることもあるので、注意が必要です。

(2) 高齢者の食事上の注意点

次のような事項があげられるでしょう。

●加齢に伴う低栄養（p.204 pick up 参照）

嗜好や調理形態に配慮したり、咀嚼障害がおもな原因の場合、軟らかく煮る（軟菜）などの工夫が必要。食べたい料理・食べやすい料理・食べやすい食器の提供なども大切。

● QOL の向上

食を通して生きる楽しみを享受するため、自分で口から食べることが重要です。

●日常生活動作の支援

●嚥下障害の支援（p.205）

むせや誤嚥を防ぐための食品の形態・食事しやすい姿勢・食事介助などの工夫が必要です。とくに刻み食は、食塊が形成されにくく、誤嚥の原因になるため不適当です（軟菜にする。いわゆるソフト食）。

●水分補給

定期的な水分補給が重要です。ただし嚥下障害のある者には、飲水時にむせないように、とろみをつけて供することが大切です。

●合併症の予防

　栄養状態の低下による合併症を予防することが大切です。十分量の栄養量を確保するようにします。

低栄養

　高齢者の多くは、さまざまな原因による栄養摂取量の低下から慢性的なたんぱく質やエネルギーの補給不足が起こり PEM（protein energy malnutrition；たんぱく質・エネルギー低栄養障害）に陥る可能性が高くなります。PEM の判定の指標は、血清アルブミン値（3.5 g/dL）および体重減少率（5％以上/年）などを用います。低栄養予防のための食生活上の注意項目（表参照）を心がけながら、健康寿命の延伸を図りたいものです。

　以下に、「低栄養予防のための食生活指針」を載せます（表）。

表　低栄養予防のための食生活指針

- ・3 食のバランスをよくとり、欠食は絶対避ける
- ・動物性たんぱく質を十分に摂取する
- ・肉と魚の摂取は 1：1 程度の割合にする
- ・肉はさまざまな種類を摂取し、偏らないように注意する
- ・牛乳は毎日 200 mL 以上飲むようにする
- ・野菜は緑黄色野菜、根菜など豊富な種類を毎日食べる。火を通して摂取量を確保する
- ・食欲がないときはとくにおかずを先に食べ、ごはんを残す
- ・食材の調理法や保存法を習熟する
- ・酢・香辛料、香り野菜を十分に取り入れる
- ・調味料を上手に使いおいしく食べる
- ・和風、中華、洋風とさまざまな料理を取り入れる
- ・会食の機会を豊富につくる
- ・かむ力を維持するため、義歯は定期的に点検を受ける
- ・健康情報を積極的に取り入れる

（熊谷修ほか「日本公衆衛生雑誌 46」、1996）

嚔下障害

　嚔下とは咀嚼によって噛み砕かれた食塊を飲み下すことですが、高齢者においては、唾液分泌量の低下や食道の狭窄などにより嚔下能力の低下がみられます。嚔下障害により、飲食物や口腔・咽頭部からの分泌物が間違って気管や肺へ入り込んでしまう（誤嚔）を起こす危険性は高いのです。これが原因で起こる誤嚔性肺炎は重症化することが多く、QOL を著しく低下させるため、その予防が重要です。

　嚔下障害がある場合の調理のポイント（表）に示すような調理上の工夫をすることが必須でしょう。

表　嚔下障害がある場合の調理のポイント

1. 性状が均一であること
    （みそ汁など液体と個体の混在する汁物は避ける）
2. ペースト状であること
    （例：カスタードクリーム、市販のベビーフード）
3. 表面が滑らかで、口腔内に付着しにくいこと
    （のりは付着しやすい。パン、カステラなど唾液を吸収する素材は注意）
4. 適度な粘性をもち、口腔内でバラバラになりにくいこと
    （白身魚、野菜、果物のゼラチン寄せなど。刻み食は不適当）
5. 硬さが少なく、凝集性があり、粘度が適当であること
    （例：プリン、ババロア）
6. 弾性や可逆性が高い食材は避けること
    （餅、こんにゃく、かまぼこなどは窒息の危険）
7. 甘い、辛いなど、はっきりした味であること
    （嚔下反射の誘発、但し味付けの濃いものや酸味の強いものはむせる）
8. 熱いか冷たいか、はっきりしたものであること
    （嚔下反射の誘発、但し 60 度以下の温度であること）
9. 重量感のある食品がよい
    （いもや野菜のペースト）
10. 対象者の食生活歴や嗜好を重視する

（細谷憲政，松田朗監修、経口栄養法—栄養食品の利用、「これからの高齢者の栄養管理サービス 栄養ケアとマネージメント」第一出版、1998）

高齢になると、うまく噛めなくなるだけでなく、物を飲み込むことも難しくなるのね……

ヒトの一生

COLUMN 味覚について

　高齢期には、加齢に伴う生理的現象による味蕾の味覚細胞数の減少などにより、味覚の低下が起こるといわれています（図）。とくに、塩味、苦味、甘味は急激に閾値が上昇します。したがって、濃い味を好むようになるため、とくに塩分の摂取過剰に留意し、調理の際には、だしを効かせたり、味にメリハリをつけるなど工夫が必要です。

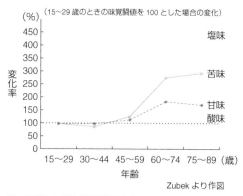

図　年齢による味覚(閾値)の変化

祖母「よくわかったかい？　花梨ちゃん？」

花梨「なんか、学校の授業を受けているみたいだわ……」

康子「花梨もいつかは年をとるんだから、今のうちからしっかり体を作っておくことが大切なのよ」

16.3 高齢期の栄養サポート

（1）チーム医療で取り組む

　高齢者の栄養サポートを実施する際には、多面的な取り組みが必要です。医師、看護師、栄養士、理学療法士、作業療法士、介護福祉士、心理カウンセラーの方々などの "チーム医療" の重要性が再認識されるところです。

（2）個々に対応したサポート

　高齢期は、身体的特性（加齢変化）および社会経済的、精神・心理的状況等において、個人差が大きいことが特徴としてあげられます。

　高齢期に罹患するおもな疾患は表16.2 にあげたようにさまざまですが、これらは、単一ではなく、多くの疾患を複数有する者が多いのが高齢者の特徴です。したがって、それぞれの疾患に対応した画一的な栄養サポートではなく、個々の高齢者の栄養状態を的確に評価、判定し、その対象者に最も適切な栄養サポートの方針を作成し、実施していくことが求められます。

表16.2　高齢期にかかりやすい疾患

・PEM（protein energy malnutrition：たんぱく質・エネルギー低栄養障害） ・老年症候群（誤嚥、転倒、尿失禁、褥そうなど） ・アルツハイマー病 ・認知症 ・白内障・網膜症 ・骨粗鬆症およびそれに伴う骨折（おもに脊椎圧迫骨折、大腿骨近位部骨折など） ・変形性関節症・関節炎 ・脱水　など

日常生活動作（ＡＤＬ）の評価

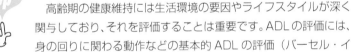

　高齢期の健康維持には生活環境の要因やライフスタイルが深く関与しており、それを評価することは重要です。ADLの評価には、身の回りに関わる動作などの基本的 ADL の評価（バーセル・インデックス：Barthel Index など）と、自立した社会生活に必要な活動の手段的 ADL の評価（老研式活動能力指標など）があります。

COLUMN　長寿の人

　東京都老人総合研究所が、自立した高齢者の長生きの条件をまとめた「元気で長生きの10ヵ条（表）」をみてみると、長寿の秘訣は、栄養バランスの管理、体力維持のほか、心の健康（主観的健康感がよい、社会参加が活発である）も重要な要因のようです。

　少子高齢社会がますます進展する中、高齢者がいかに健やかに日々過ごすか、いかにQOLの維持向上を図るかは、きわめて重要な社会的課題（健康寿命の延伸）です。そのために最も基本的かつ重要な事項は、"食べること"ではないでしょうか。元気に生き、そして心豊かな毎日の生活の中で中心になるのは、"毎日3度の食事"そして、"食べること"です。口からおいしく食べることは、高齢者にとって、生命の質にかかわる重要な要素です。

表　元気で長生きの10カ条

・血清アルブミン値が高い
・血清総コレステロール値は高すぎず、低すぎず
・足が丈夫である
・主観的健康感がよい
・短期の記憶力がよい
・太りかたは中くらい
・タバコは吸わない
・お酒は飲み過ぎない
・血圧は高すぎず低すぎず
・社会参加が活発である

（東京都老人総合研究所「サクセスフルエイジングをめざして」、2000）

16.4　骨粗鬆症による骨折のリスクを避ける

　骨粗鬆症は生活習慣病の 1 つに位置づけられており、骨粗鬆症予防のためには、生活習慣の改善（とくに食生活および日常活動量）が重要な課題となります。

　とくに、骨量が大きく減少する高齢期には、骨折のリスクが高くなりますので、転倒予防が大切になります。したがって、日々の生活の中で転倒の危険因子（内的要因：虚弱、慢性疾患、視力障害、薬物服用、平衡機能失調、下肢筋力低下、低身体活動性など、外的要因：屋内段差、滑りやすい床、履物、電気器具コード、敷物、照明不良など）を少しでも排除し、転ばぬよう十分に気をつけることが大切です。

　また、骨量減少を少しでも抑え、さらには転倒を予防するうえにおいても、筋肉量の減少を抑え、筋力を維持することも大切です。その点で、高齢期の適度な筋力トレーニングの実践は、介護予防の側面からもきわめて重要だといえるでしょう。

　丈夫な骨づくりに努め、骨の健康を守るためには、毎日 3 度の食事をしっかり、栄養バランスよく食べ、体を積極的に動かすことが大切です。これらを実施することによって、生活習慣の改善、QOL の維持向上、さらには健康寿命の延伸を図ることが期待されるでしょう。

老若男女すべての人が元気で活気あふれる社会を築くことは、誰もが願う課題でしょう。
ひとり一人が自己の健康管理能力を身につけ、元気で長生きできる生活習慣を再認識すること、また、そのための支援をできるだけ早い時期から積極的に推進していくことがきわめて大切です

ヒトの一生

ロコモティブシンドローム（和名：運動器症候群）とは

　運動器（身体を自由に動かすために、骨、関節、筋肉、軟骨、椎間板や神経で構成される器官を運動器という）の障害のために、移動能力の低下をきたして、要介護になっていたり、要介護になる危険の高い状態をいいます。日本整形外科学会が、これからますます超高齢社会が進む日本の将来を見据えて、2007 年にロコモティブシンドロームの概念を提唱しました。いつまでも自分の足で歩き続け、自立した生活を送り QOL の維持向上を図るうえで、ロコモティブシンドロームを予防し、健康寿命を延ばしていくことが肝心です。

　健康日本 21（第二次）の具体的目標「(3) 高齢者の健康」の項目にロコモティブシンドロームを認知している国民の割合の増加が掲げられています（p.214）。

サルコペニアとフレイルについて

　両者ともに加齢に伴う機能低下を意味していますが、サルコペニアは「加齢性筋肉減少」とも言われる状態です。加齢に伴う筋肉量の減少をベースに筋力低下、バランス障害、歩行障害などの身体機能の低下の要因になるものです。

　フレイルは、英語の frailty（虚弱）から造られた新しい用語で、虚弱高齢者のことを指します。2014 年 6 月に日本老年医学会のステートメントで提唱されたものです。高齢者が要介護状態に陥る過程には、意図しない衰弱、筋力低下、活動性の低下、認知機能の低下などの健康障害を起こしやすい脆弱な状態を経ることが多く、これらの状態を「フレイル」と提唱しています。一般には、高齢者の虚弱状態を加齢に伴って不可逆的に老い衰えた状態と理解されることも多いのですが、このフレイルの概念には、しかるべき介入により、再び健常な状態に戻るという可逆的要素が含まれています。フレイルに陥った高齢者を早期に発見し、適切に介入することにより、生活機能の維持、向上を図ることが期待されています。

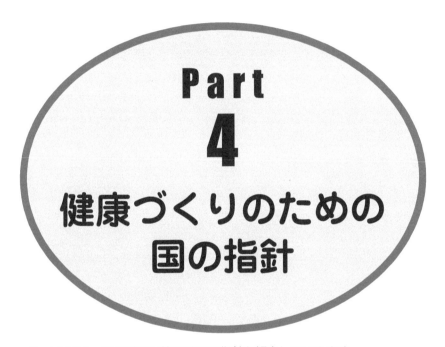

Part
4
健康づくりのための
国の指針

Part4 では、健康増進対策に関する指針を紹介していきます。

A. 健康増進対策の具体化

　食生活に関連する健康づくりのための指針が、厚生労働省（旧厚生省）から 1985 年（昭和 60 年）以来、さまざま出されています（表 A）。1988年（昭和 63 年）に発表された「アクティブ 80 ヘルスプラン」では、それまでの疾病の早期発見、早期治療から、健康増進と疾病予防を目指す積極的な施策となりました。これは、人生 80 年時代が現実のものとなり、いかに 80 年間を有意義に生きるかという生活の質の向上を考えに入れたものです。その後、21 世紀の国民健康づくり運動として、「健康日本 21」が2000 年（平成 12 年）から進められてきました。現在は、国民の健康増進の総合的な推進を図るために「21 世紀における第 2 次国民健康づくり運動（健康日本 21（第二次））」が推進されています。（p.169 および次項参照）。

表A　健康づくりのための指針

年度	政策・指針	内容など
1978 年（昭和 53 年）	「国民の健康づくり運動」スタート	・疾病の早期発見、早期治療
1985 年（昭和 60 年）	「健康づくりのための食生活指針」	
1988 年（昭和 63 年）	「アクティブ 80 ヘルスプラン」（国民健康づくり運動　第 2 次対策）	・第 2 次対策では健康増進と疾病予防を目指す。健康増進の基本に、栄養・運動・休養の 3 要素をあげる
1990 年（平成 2 年）	「対象特性別、健康づくりのための食生活指針」	
2000 年（平成 12 年）	「健康日本 21」	・生涯を通した健康づくりの推進のために、病気の 1 次予防を重視し、健康寿命の延伸と生活の質の向上を目標としている ・2000 年から 10 年間の計画で目標達成を目指し実施（2 年延長）
2000 年（平成 12 年）	新しい「食生活指針」	
2013 年（平成 25 年）	「健康日本 21（第二次）」	・2013 年から 2022 年までの 10年間の計画で、目標達成を目指し実施

B. 健康日本 21（第二次）

　「健康日本 21」（2000 年（平成 12 年）度〜 2012 年（平成 24 年）度）が、国民の健康増進の総合的な推進を図るために具体的改善目標を提示した対象は、1. 栄養・食生活、2. 身体活動・運動、3. 休養・心の健康作り、4. たばこ、5. アルコール、6. 歯の健康、7. 糖尿病、8. 循環器病、9. がんの 9 領域でした。

　現在推進されている「健康日本 21（第二次）」は、「すべての国民が共に支え合い、健やかで心豊かに生活できる活力ある社会」を 10 年後の日本の目指す姿として 2012 年（平成 24 年）7 月 10 日に全部改正として発表されたものです。

「健康日本 21（第二次）」では全体目標として、「健康寿命の延伸」と「健康格差の縮小」を掲げ、具体的な目標としては、まず、"主要な生活習慣病の発症予防と重症化予防の徹底" として、①がん、②循環器疾患、③糖尿病、④ COPD を、"社会生活を営むために必要な機能の維持・向上" として、①こころの健康、②次世代の健康、③高齢者の健康を、そして "健康を支え、守るための社会環境の整備" を取りあげています。さらにこれら目標の実現に必要な具体的な目標として "生活習慣および社会環境の改善" に、①栄養・食生活、②身体活動・運動、③休養、④飲酒、⑤喫煙、⑥歯・口腔の健康をあげています。

　ここで示されている具体的目標（表 B）は、先の約 10 年間では十分に目標が達成されなかったり、逆に悪化したり、それらに付随して、新たな目標として取り上げられるようになった解決すべき課題です。なお、目標設定にあたっての現状把握は、おもに 2010 年（平成 22 年）度（それ以前の年度の場合もある）の結果を基としており、2022 年（平成 34 年）度までに達成すべき目標として目標値が設定されています。栄養・食生活の項では、「主食・主菜・副菜を組み合わせた食事が 1 日 2 回以上の日がほぼ毎日の者の割合」の増加を目標とするなど、望ましい行動がわかるような目標として示されるようになりました。

国の指針

表B 「健康日本21（第二次）」の目標等および中間評価について（抜粋）

項　目			目標策定時の現状(H22)	目標(H34)	備　考	中間評価結果[*1](H30.9月)
健康寿命の延伸と健康格差の縮小の実現に関する目標						
①　健康寿命の延伸（日常生活に制限のない期間の平均の延伸）		男性	70.42 年	平均寿命の増加分を上回る健康寿命の増加	厚生労働科学研究費補助金「健康寿命における将来予測と生活習慣病対策の費用対効果に関する研究」[*1]	a
		女性	73.62 年			
②　健康格差の縮小（日常生活に制限のない期間の平均の都道府県格差の縮小）		男性	2.79 年	都道府県格差の縮小		a
		女性	2.95 年			
社会生活を営むために必要な機能の維持及び向上に関する目標						
（2）次世代の健康	①　健康な生活習慣（栄養・食生活、運動）を有する子どもの割合の増加	ア　朝・昼・夕の三食を必ず食べることに気をつけて食事をしている子どもの割合の増加（小学5年生）	89.4%	100％に近づける	（独）日本スポーツ振興センター「児童生徒の食生活等実態調査」	a★
		イ　運動やスポーツを習慣的にしている子どもの割合の増加（参考値：（変更後）一週間の総運動時間が60分未満の子どもの割合・小学5年生）　男子	10.5%	（変更後）減少傾向へ	文部科学省「全国体力・運動能力、運動習慣等調査」	
		女子	24.2%			
（3）高齢者の健康	③　ロコモティブシンドローム（運動器症候群）を認知している国民の割合の増加		変更後44.4%(H27 年)	80.0%(H34)	公益財団法人運動器の10年・日本協会によるインターネット調査	a
	④　低栄養傾向（BMI 20以下）の高齢者の割合の増加の抑制		17.4%	22.0%	厚生労働省「国民健康・栄養調査」	a

＊1　国民生活基礎調査をもとに算定。

＊2　策定時のベースライン値と直近の実績値を比較。

　　　a：改善している　b：変わらない　c：悪化している　d：評価困難

　　　★：現状のままでは最終評価までに目標到達が危ぶまれるもの

項　目			目標策定時の現状(H22)	目標(H34)	備　考	中間評価結果[*1](H30, 9月)
栄養・食生活、身体活動・運動、休養、飲酒、喫煙及び歯・口腔の健康に関する生活習慣及び社会環境の整備に関する目標						
（1）栄養・食生活	①　適正体重を維持している者の増加（肥満 BMI 25 以上・やせ BMI 18.5 未満の減少）	20 ～ 60 歳代男性の肥満者割合	31.2%	28.0%	厚生労働省「国民健康・栄養調査」	b
		40 ～ 60 歳代女性の肥満者割合	22.2%	19.0%		
		20 歳代女性のやせの者の割合	29.0%	20.0%		
	②　適切な量と質の食事をとる者の増加	ア　主食・主菜・副菜を組み合わせた食事が 1 日 2 回以上の日がほぼ毎日の者の割合	68.1%（H23）	80.0%	内閣府「食育の現状と意識に関する調査」	b
		イ　食塩摂取量の減少	10.6g	8g	厚生労働省「国民健康・栄養調査」	
		ウ　野菜と果物の摂取量の増加　野菜摂取量の平均値	282g	350g		
		果物摂取量 100g 未満の者の割合	61.4%	30.0%		
	③　共食の増加（食事を一人で食べる子どもの割合の減少）	朝食　小学生	15.3%	減少傾向へ	（独）日本スポーツ振興センター「児童生徒の食生活等実態調査」	b
		朝食　中学生	33.7%			
		夕食　小学生	2.2%			
		夕食　中学生	6.0%			
（2）身体活動・運動	①　日常生活における歩数の増加	20 ～ 64 歳　男性	7,841 歩	9,000 歩	厚生労働省「国民健康・栄養調査」	b
		20 ～ 64 歳　女性	6,883 歩	8,500 歩		
		65 歳以上　男性	5,628 歩	7,000 歩		
		65 歳以上　女性	4,584 歩	6,000 歩		
	②　運動習慣者の割合の増加	20 ～ 64 歳　男性	26.3%	36%	厚生労働省「国民健康・栄養調査」	b
		20 ～ 64 歳　女性	22.9%	33%		
		65 歳以上　男性	47.6%	58%		
		65 歳以上　女性	37.6%	48%		
（3）休養	①　睡眠による休養を十分とれていない者の割合の減少		18.4%（H21）	15%	厚生労働省「国民健康・栄養調査」（20 歳以上）	b
	②　週労働時間 60 時間以上の雇用者の割合の減少		9.3%（H23）	5.0%（H32）	総務省「労働力調査」	a★

国の指針

（健康日本 21（第二次）、厚生労働省、および健康日本 21（第二次）の推進、
健康日本 21（第二次）の中間評価に関する資料より作成）

C. 食生活指針

「健康日本21」の具現化と関連して、2000年（平成12年）に新しい「食生活指針」が旧文部省・厚生省・農林水産省の三省合同で決定されました（表C、2016年（平成28年）6月一部改定）。同時に、新しい食生活指針の全体像を表すビジュアル・デザイン（p.10 図1.3）も確定されました。食生活指針は、一般の人に対する科学的根拠に基づいたメッセージあるいはスローガンです。食生活指針の実践が健康づくりのための食習慣の具現化となります。現在の「健康日本21（第二次）」の推行においても活用される指針です。

なお、世界各国でコンセンサスが得られている食生活指針の内容は、

①栄養学的に適切な食事を種々の食品（食物）から摂取する。

②脂肪、とくに飽和脂肪酸の摂取量を減少させる。

③健康的な体重を維持するためには、エネルギー摂取量と身体活動度とを調整する。

④複合糖質、食物繊維の摂取量を増加させる。すなわち、穀類、野菜、果物の摂取量を増加させる。

⑤食塩摂取量を減少させる。

⑥飲むのであれば、飲酒量はほどほどにする。

であり、これらを踏まえ、わが国の食習慣の特徴を考慮した指針として作成されています。

これまでに示された「健康づくりのための食生活指針」（表D）、「対象特性別、健康づくりのための食生活指針」（表E）も、食習慣の見直し、改善に有効な項目が多く記載されているので活用しましょう。また、「健康づくりのための休養指針」（表F）もあります。

表C 「食生活指針」

> **食事を楽しみましょう。**
> ・毎日の食事で、健康寿命をのばしましょう。
> ・おいしい食事を、味わいながらゆっくりよく噛んで食べましょう。
> ・家族の団らんや人との交流を大切に、また、食事づくりに参加しましょう。
>
> **1日の食事のリズムから、健やかな生活リズムを。**
> ・朝食で、いきいきした1日を始めましょう。
> ・夜食や間食はとりすぎないようにしましょう。
> ・飲酒はほどほどにしましょう。
>
> **適度な運動とバランスのよい食事で、適正体重の維持を。**
> ・普段から体重を量り、食事量に気をつけましょう。
> ・普段から意識して身体を動かすようにしましょう。
> ・無理な減量はやめましょう。
> ・特に若年女性のやせ、高齢者の低栄養にも気をつけましょう。
>
> **主食、主菜、副菜を基本に、食事のバランスを。**
> ・多様な食品を組み合わせましょう。
> ・調理方法が偏らないようにしましょう。
> ・手作りと外食や加工食品・調理食品を上手に組み合わせましょう。
>
> **ごはんなどの穀類をしっかりと。**
> ・穀類を毎食とって、糖質からのエネルギー摂取を適正に保ちましょう。
> ・日本の気候・風土に適している米などの穀類を利用しましょう。
>
> **野菜・果物、牛乳・乳製品、豆類、魚なども組み合わせて。**
> ・たっぷり野菜と毎日の果物で、ビタミン、ミネラル、食物繊維をとりましょう。
> ・牛乳・乳製品、緑黄色野菜、豆類、小魚などで、カルシウムを十分にとりましょう。
>
> **食塩は控えめに、脂肪は質と量を考えて。**
> ・食塩の多い食品や料理を控えめにしましょう。食塩摂取量の目標値は、男性で1日8g未満、女性で7g未満とされています。
> ・動物、植物、魚由来の脂肪をバランスよくとりましょう。
> ・栄養成分表示を見て、食品や外食を選ぶ習慣を身につけましょう。
>
> **日本の食文化や地域の産物を活かし、郷土の味の継承を。**
> ・「和食」をはじめとした日本の食文化を大切にして、日々の食生活に活かしましょう。
> ・地域の産物や旬の素材を使うとともに、行事食を取り入れながら、自然の恵みや四季の変化を楽しみましょう。
> ・食材に関する知識や調理技術を身につけましょう。
> ・地域や家庭で受け継がれてきた料理や作法を伝えていきましょう。
>
> **食料資源を大切に、無駄や廃棄の少ない食生活を。**
> ・まだ食べられるのに廃棄されている食品ロスを減らしましょう。
> ・調理や保存を上手にして、食べ残しのない適量を心がけましょう。
> ・賞味期限や消費期限を考えて利用しましょう。
>
> **「食」に関する理解を深め、食生活を見直してみましょう。**
> ・子供のころから、食生活を大切にしましょう。
> ・家庭や学校、地域で、食品の安全性を含めた「食」に関する知識や理解を深め、望ましい習慣を身につけましょう。
> ・家族や仲間と、食生活を考えたり、話し合ったりしてみましょう。
> ・自分たちの健康目標をつくり、よりよい食生活を目指しましょう。

国の指針

(2016年（平成28年）6月一部改正、旧文部省・厚生省・農林水産省)

表D 「健康づくりのための食生活指針」

1. 多様な食品で栄養バランスを ・1日30食品を目標に ・主食、主菜、副菜をそろえて 2. 日常の生活活動に見合ったエネルギーを ・食べすぎに気をつけて、肥満を予防 ・よくからだを動かし、食事内容にゆとりを 3. 脂肪は量と質を考えて ・脂肪はとり過ぎないように	・動物性の脂肪より植物性の油を多めに 4. 食塩をとりすぎないように ・食塩は1日10グラム以下を目標に ・調理の工夫で、無理なく減塩 5. こころのふれ合う楽しい食生活を ・食卓を家族ふれあいの場に ・家庭の味、手づくりのこころを大切に

(1985年(昭和60年)5月、旧厚生省)

表E 「対象特性別 健康づくりのための食生活指針」

◆生活習慣病予防のための食生活指針◆

1. いろいろ食べて生活習慣病予防
   主食、主菜、副菜をそろえ、目標は1日30食品
   いろいろ食べても、食べ過ぎないように
2. 日常生活は食事と運動のバランスで
   食事はいつも腹八分目
   運動十分で食事を楽しもう
3. 減塩で高血圧と胃がん予防
   塩からい食品を避け、食塩摂取は1日10グラム以下
   調理の工夫で、無理なく減塩
4. 脂肪を減らして心臓病予防
   脂肪とコレステロール摂取を控えめに
   動物性脂肪、植物性脂肪、魚油をバランスよく
5. 生野菜で、緑黄色野菜でがん予防
   生野菜、緑黄色野菜を毎食の食卓に
6. 食物繊維で便秘・大腸がんを予防
   野菜、海藻をたっぷりと
7. カルシウムを十分にとって丈夫な骨づくり
   骨粗鬆症の予防は青壮年期から
   カルシウムに富む牛乳、小魚、海藻を
8. 甘いものは程々に
   糖分控えて肥満を予防
9. 禁煙、節酒で健康長寿
   禁煙は百益あっても一害なし
   百薬の長アルコールも飲み方次第

◆成長期のための食生活指針◆

1. 子どもと親を結ぶ絆としての食事
   ―乳児期―
   食事を通してのスキンシップを大切に
   母乳で育つ赤ちゃん、元気
   離乳の完了、満1歳
   いつでも活用、母子健康手帳
2. 食習慣の基礎作りとしての食事
   ―幼児期―
   食事のリズム大切、規則的に
   何でも食べられる元気な子
   うす味と和風料理に慣れさせよう
   与えよう、牛乳・乳製品を十分に
   一家そろって食べる食事の楽しさを
   心がけよう、手づくりおやつの素晴らしさ
   保育所や幼稚園での食事にも関心を
   外遊び、親子そろって習慣に
3. 食習慣の完成期としての食事
   ―学童期―
   1日3食規則的、バランスのとれたよい食事
   飲もう、食べよう、牛乳・乳製品
   十分に食べる習慣、野菜と果物
   食べ過ぎや偏食なしの習慣を
   おやつには、いろんな食品や量に気配りを
   加工食品、インスタント食品の正しい利用
   楽しもう、一家団らんおいしい食事
   考えよう。学校給食のねらいと内容

つけさせよう、外に出て身体を動かす習慣を

4. 食生活の自立期としての食事
—思春期—

朝、昼、晩いつでもバランス良い食事

進んでとろう、牛乳・乳製品を

十分に食べて健康、野菜と果物

食べ過ぎ、偏食、ダイエットにはご用心

偏らない、加工食品、インスタント食品に

気をつけて夜食の内容、病気のもと

楽しく食べよう、みんなで食事

気を配ろう、適度な運動、健康づくり

◆女性(母性を含む)のための食生活指針◆

1. 食生活は健康と美のみなもと
上手に食べて身体の内から美しく

無茶な減量、貧血のもと

豊富な野菜で便秘を予防

2. 新しい生命と母に良い栄養
しっかり食べて、一人二役

日常の仕事、買い物、よい運動

酒とたばこの害から胎児を守ろう

3. 次の世代に賢い食習慣を
うす味のおいしさを、愛児の舌にすり込もう

自然な生活リズムを幼いときから

よく噛んで、よーく味わう習慣を

4. 食事に愛とふれ合いを
買ってきた加工食品にも手のぬくもりを

朝食はみんなの努力で勢ぞろい

食卓は「いただきます」で始まる今日の出来事報告会

5. 家族の食卓、主婦はドライバー
食卓で、家族の顔見て健康管理

栄養バランスは、主婦のメニューで安全運転

調理自慢、味と見栄えに安全チェック

6. 働く女性は正しい食事で元気はつらつ
身体が資本、食で健康投資

外食は新しい料理を知るよい機会

食事づくりに趣味を見つけてストレス解消

7. 「伝統」と「創造」で新しい食文化を
「伝統」に「創造」を和えて、我が家の食文化

新しい生活の知恵で環境の変化に適応

食文化、あなたとわたしの積み重ね

◆高齢者のための食生活指針◆

1. 低栄養に気をつけよう
体重低下は黄信号

2. 調理の工夫で多様な食生活を
何でも食べよう、だが食べすぎには気を付けて

3. 副食から食べよう
年をとったらおかずが大切

4. 食生活をリズムに乗せよう
食事はゆっくり欠かさずに

5. よく身体を動かそう
空腹感は最高の味付け

6. 食生活の知恵を身につけよう
食生活の知恵は若さと健康づくりの羅針盤

7. おいしく、楽しく、食事をとろう
豊かな心が育む健やかな高齢期

(1990 年（平成 2 年）9 月、旧厚生省)

国の指針

運動指針と休養指針

運動指針

　健康づくりのために、どんな運動（身体活動）をどの程度、どのように行ったらよいかを示したものです。2006年に新しく「健康づくりのための運動指針2006（エクササイズガイド2006）」が出されました。生活習慣病の予防を念頭におき、現状の身体活動量や体力の評価と、それを踏まえた目標設定の方法、運動内容の選択、達成のための具体的方法がかかれています。身体活動の強さは「METs、メッツ（安静時の何倍の強さかを表す）」という単位で表し、身体活動の量は、メッツに時間をかけた「エクササイズ」という単位で表し、目標を「週23エクササイズ（メッツ・時）の活発な身体活動（運動と生活活動）をすること。そのうち4エクササイズは活発な運動をすること」としています。その後2011年（平成23年）に厚生労働省より「"ながらエクササイズ"はじめませんか」とスポーツだけが運動ではないこと、体を動かすことを意識すると、毎日の生活にも健康になるチャンスがたくさんあることが示されました。そこでは例えば買い物しながら、子どもをだっこしながら、歯磨きしながら、通勤しながらの運動をすすめています。

　さらに高齢者から生活習慣病患者までをも対象にした「プラス・テン（＋10）」で、身体活動の増加を促す「健康づくりのための身体活動基準2013」が発表されました。ここでは「健康日本21（第二次）」の推進に寄与することを念頭に、ライフステージに応じた健康づくりのための身体活動を推進することが示されており、身体活動（生活活動＋運動）と運動の両面からの目標が示されるようになりました。

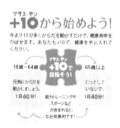

休養指針

　食生活指針、運動指針に並んで、休養指針（表F）も示されています。なお、関連する指針として、「健康づくりのための睡眠指針」が2003年（平成15年）に発表され、その後、改定が検討され、2014年（平成26年）に「健康づくりのための睡眠指針2014　～睡眠12箇条」が発表されました（表G）。

表F　「健康づくりのための休養指針」

1. **生活にリズムを**
　・早めに気づこう、自分のストレスに
　・睡眠は気持ちよい目覚めがバロメーター
　・入浴で、からだもこころもリフレッシュ
　・旅に出かけて、こころの切り換えを
　・休養と仕事のバランスで能率アップと過労防止
2. **ゆとりの時間でみのりある休養を**
　・1日30分、自分の時間をみつけよう
　・活かそう休暇を、真の休養に
　・ゆとりの中に、楽しみや生きがいを
3. **生活の中にオアシスを**
　・身近な中にもいこいの大切さ
　・食事空間にもバラエティを
　・自然とのふれあいで感じよう、健康の息ぶきを
4. **出会いときずなで豊かな人生を**
　・見出そう、楽しく無理のない社会参加
　・きずなの中ではぐくむ、クリエイティブ・ライフ

（1994年（平成6年）、旧厚生省）

表G　健康づくりのための睡眠指針2014～睡眠12箇条～

1. 良い睡眠で、からだもこころも健康に。
2. 適度な運動、しっかり朝食、ねむりとめざめのメリハリを。
3. 良い睡眠は、生活習慣病予防につながります。
4. 睡眠による休養感は、こころの健康に重要です。
5. 年齢や季節に応じて、ひるまの眠気で困らない程度の睡眠を。
6. 良い睡眠のためには、環境づくりも重要です。
7. 若年世代は夜更かし避けて、体内時計のリズムを保つ。
8. 勤労世代の疲労回復・能率アップに、毎日十分な睡眠を。
9. 熟年世代は朝晩メリハリ、ひるまに適度な運動で良い睡眠。
10. 眠くなってから寝床に入り、起きる時刻は遅らせない。
11. いつもと違う睡眠には、要注意。
12. 眠れない、その苦しみをかかえずに、専門家に相談を。

（2014年（平成26年）、厚生労働省）

Q & A

Q1：栄養に関する仕事にはどんなものがありますか？

　栄養に関する知識が必要だったり役に立つ仕事はいろいろあります。"管理栄養士" "栄養士" の資格を持つ人は、おもに、病院、福祉施設（介護施設や高齢者施設、障害者施設などさまざま）、学校、保健所や保健センター、給食施設（会社・工場などの食堂、寮の食堂など）、保育園や保育所などで、実際の食事提供に関わる仕事や栄養指導（食育や栄養教育）などをしています。また、食品やフードサービス関連の企業などで、新製品などの開発や普及に携わる人も多くいます。最近では、薬局や、健康増進に関わるスポーツ関連施設などで栄養相談などをする人も増えています。人数はまだまだ少ないですが、プロのスポーツチームやスポーツ選手の栄養サポートをしている人もいます。小学校・中学校に勤務する栄養教諭は、学校給食に関わるだけではなく、児童生徒に食に関するさまざまな指導（食育）を実践します。

　家庭科や保健の中学や高校の先生になるための勉強にも、栄養（食）の勉強は含まれます。医師を目指す人、看護師、保育士、幼稚園教諭、介護福祉士、歯科衛生士などを目指す人も、栄養（食）の勉強をします。

　仕事としてのさまざまな領域で活かされる知識ですが、仕事以外の場面でも、「食べることは日常」なので、毎日の暮らしの食べることに関連する場面すべてで、その知識や技術は活かされます。

Q2：栄養の勉強はどこでできますか？

　食や健康を専門とする分野を設置している、大学、短大、専門学校などで勉強することができます。通信教育課程に、食や健康を扱う大学なども増えてきています。「栄養」「食物」「健康」「家政」「農学」などをキーワードとして探すと、どんな学部や学科で勉強できるかわかります。また、大学など以外でも、Q1に挙げた資格などに関する養成講座でも学ぶことができます。テーマを持った短期的な学習なら、市民大学、公開講座、保健所や保健センターで実施の健康教室など、企業主催のセミナーなど、さまざまな場面で勉強の機会があります。

Q3：栄養指導って何ですか？

「どのような食生活を送ったら、より健康でいられるか、病気を予防できるか、病気を改善できるか、病気の進行を阻止または遅らせることができるか」などを指導することです。具体的には、指導する相手（個人だったり、集団だったり）がどんな食習慣をしているかを知った（調べた）うえで、望ましい食べ方（どんな栄養素を積極的に摂ったらよいか、どの栄養素の摂取を控えめにしたらよいか、そのために、生活スタイルにあわせてどのくらい食べたらよいか、どんな食品をどんなふうに毎日の食事に利用したらよいか、食事のリズムをどのようにしたらよいか、など）について、それぞれに適した情報を提供し、実行してもらえるよう導きます。病院などで行われる病気に関する栄養指導は、薬物療法、運動療法と並んで、食事療法（栄養療法）として、治療にとって重要な意味を持ちます。また、スポーツ選手などへの栄養サポートも栄養指導に含まれます。

　栄養指導とは、食生活を営むそれぞれの人が、各自の食生活を望ましい形で自己管理できるように導いていくことと言えるでしょう。また、指導したことが実践されているかのフォローアップを行うことも、栄養指導の内容に含まれます。

Q4：食育って何ですか？

「知育（知能を高め、知識を豊かにするための教育）、徳育（道徳面の教育）、体育（体を成長・発達させるための教育）」という教育の三本柱の基礎となる重要な教育として注目されているのが "食育" です。「"食" に関する知識と "食" を選択する力を習得し、健全な食生活を実践することができる人間を育てる」ことが目標です。加えて、「単なる食生活の改善に留まらず、食に関する感謝の念と理解を深めること、伝統ある優れた食文化の継承、地域の特性を活かした食生活の配慮」なども食育に求められています。なお、ここでいう "健全な食生活" とは、生活のリズムとしての規則正しい食事、栄養面でのバランスのとれた食事、安全面へ配慮した食事、食べ残しや食品廃棄という状況を改善することへ配慮した食事、家族が食卓を囲んだ楽しい食事などの望ましい姿を指しています。

Q5：栄養に関する資格にはどのようなものがありますか？

栄養士、管理栄養士の他にも、関連するさまざまな資格がたくさんあります。たとえば、フードスペシャリスト、フードコーディネーター、サプリメントアドバイザー、健康運動指導士、健康管理士、介護食士、食育指導士、調理師、食品衛生責任者、食品衛生監視員、食品衛生管理者、食生活アドバイザーなどです。

付表 1　学童期・思春期の年齢別身長・体重・座高の平均値および標準偏差

身長／体重（平成 30 年度）／座高（平成 27 年度）

区分			身長（cm）		体重（kg）		座高（cm）	
			平均値	標準偏差	平均値	標準偏差	平均値	標準偏差
男子	小学校	6 歳*	116.5	4.90	21.4	3.37	64.8	2.86
		7	122.5	5.15	24.1	4.20	67.6	2.94
		8	128.1	5.40	27.2	5.16	70.2	3.03
		9	133.7	5.72	30.7	6.23	72.6	3.13
		10	138.8	6.17	34.1	7.31	74.9	3.31
		11	145.2	7.09	38.4	8.34	77.7	3.81
	中学校	12 歳	152.7	8.04	44.0	9.82	81.4	4.55
		13	159.8	7.62	48.8	9.77	85.1	4.52
		14	165.3	6.61	54.0	10.04	88.2	3.99
	高等学校	15 歳	168.4	5.90	58.6	10.44	90.4	3.47
		16	169.9	5.89	60.6	10.43	91.4	3.25
		17	170.6	5.78	62.4	10.37	92.1	3.19
女子	小学校	6 歳	115.6	4.91	20.9	3.26	64.4	2.79
		7	121.5	5.18	23.5	3.90	67.2	2.90
		8	127.3	5.52	26.4	4.66	69.9	3.06
		9	133.4	6.24	30.0	5.84	72.7	3.37
		10	140.1	6.73	34.1	6.98	75.8	3.80
		11	146.8	6.69	39.1	7.86	79.2	3.92
	中学校	12 歳	151.9	5.95	43.7	8.00	82.1	3.58
		13	154.9	5.40	47.2	7.45	83.9	3.23
		14	156.6	5.30	49.9	7.58	84.9	3.02
	高等学校	15 歳	157.1	5.30	51.6	7.87	85.5	2.96
		16	157.6	5.38	52.5	7.58	85.7	2.97
		17	157.8	5.30	52.9	7.76	85.9	2.98

*　年齢は，平成 30 年（座高は平成 27 年）4 月 1 日現在の満年齢である．
（平成 30 年度（平成 27 年度）学校保健統計調査結果、文部科学省、2018（2015））

*　座高測定は平成 27 年度で最後となった．

付表 2　日本人の食事摂取基準（2020 年版）

基準を策定した栄養素と設定した指標（1 歳以上）[1]

		推定平均必要量 (EAR)	推奨量 (RDA)	目安量 (AI)	耐容上限量 (UL)	目標量 (DG)
たんぱく質[2]		○	○	—	—	○[3]
脂質	脂質	—	—	—	—	○[3]
	飽和脂肪酸[4]	—	—	—	—	○[3]
	n−6 系脂肪酸	—	—	○	—	—
	n−3 系脂肪酸	—	—	○	—	—
炭水化物	炭水化物	—	—	—	—	○[3]
	食物繊維	—	—	—	—	○
エネルギー産生栄養素バランス[2]		—	—	—	—	○[3]
ビタミン	脂溶性 ビタミン A	○	○	—	○	—
	ビタミン D[2]	—	—	○	○	—
	ビタミン E	—	—	○	○	—
	ビタミン K	—	—	○	—	—
	水溶性 ビタミン B₁	○	○	—	—	—
	ビタミン B₂	○	○	—	—	—
	ナイアシン	○	○	—	○	—
	ビタミン B₆	○	○	—	○	—
	ビタミン B₁₂	○	○	—	—	—
	葉酸	○	○	—	○[6]	—
	パントテン酸	—	—	○	—	—
	ビオチン	—	—	○	—	—
	ビタミン C	○	○	—	—	—
ミネラル	多量 ナトリウム[5]	○	—	—	—	○
	カリウム	—	—	○	—	○
	カルシウム	○	○	—	○	—
	マグネシウム	○	○	—	○[6]	—
	リン	—	—	○	○	—
	微量 鉄	○	○	—	○	—
	亜鉛	○	○	—	○	—
	銅	○	○	—	○	—
	マンガン	—	—	○	○	—
	ヨウ素	○	○	—	○	—
	セレン	○	○	—	○	—
	クロム	—	—	○	—	—
	モリブデン	○	○	—	○	—

[1]　一部の年齢区分についてだけ設定した場合も含む.
[2]　フレイル予防を図る上での留意事項を表の脚注として記載.
[3]　総エネルギー摂取量に占めるべき割合（％エネルギー）.
[4]　脂質異常症の重症化予防を目的としたコレステロールの量と，トランス脂肪酸の摂取に関する参考情報を表の脚注として記載.
[5]　高血圧及び慢性腎臓病（CKD）の重症化予防を目的とした量を表の脚注として記載.
[6]　通常の食品以外の食品からの摂取について定めた.

参照体位（参照身長，参照体重）[*1]

性　別	男　性		女　性[*2]	
年齢等	参照身長（cm）	参照体重（kg）	参照身長（cm）	参照体重（kg）
0〜　5（月）	61.5	6.3	60.1	5.9
6〜11（月）	71.6	8.8	70.2	8.1
6〜　8（月）	69.8	8.4	68.3	7.8
9〜11（月）	73.2	9.1	71.9	8.4
1〜　2（歳）	85.8	11.5	84.6	11.0
3〜　5（歳）	103.6	16.5	103.2	16.1
6〜　7（歳）	119.5	22.2	118.3	21.9
8〜　9（歳）	130.4	28.0	130.4	27.4
10〜11（歳）	142.0	35.6	144.0	36.3
12〜14（歳）	160.5	49.0	155.1	47.5
15〜17（歳）	170.1	59.7	157.7	51.9
18〜29（歳）	171.0	64.5	158.0	50.3
30〜49（歳）	171.0	68.1	158.0	53.0
50〜64（歳）	169.0	68.0	155.8	53.8
65〜74（歳）	165.2	65.0	152.0	52.1
75以上（歳）	160.8	59.6	148.0	48.8

*1　0〜17歳は，日本小児内分泌学会・日本成長学会合同標準値委員会による小児の体格評価に用いる身長，体重の標準値を基に，年齢区分に応じて，当該月齢ならびに年齢区分の中央時点における中央値を引用した．ただし，公表数値が年齢区分と合致しない場合は，同様の方法で算出した値を用いた．18歳以上は，平成28年国民健康・栄養調査における当該の性および年齢区分における身長・体重の中央値を用いた．
*2　妊婦，授乳婦を除く．

目標とする BMI の範囲（18歳以上）[*1, *2]

年齢（歳）	目標とする BMI（kg/m²）
18〜49	18.5〜24.9
50〜64	20.0〜24.9
65〜74[*3]	21.5〜24.9
75以上[*3]	21.5〜24.9

*1　男女共通．あくまでも参考として使用すべきである．
*2　観察疫学研究において報告された総死亡率が最も低かった BMI を基に，疾患別の発症率と BMI との関連，死因と BMI との関連，喫煙や疾患の合併による BMI や死亡リスクへの影響，日本人の BMI の実態に配慮し，総合的に判断し目標とする範囲を設定．
*3　高齢者では，フレイルの予防および生活習慣病の発症予防の両者に配慮する必要があることも踏まえ，当面目標とする BMI の範囲を 21.5〜24.9 kg/m² とした．

付表2
食事摂取基準

推定エネルギー必要量（kcal/日）

性　別	男　性			女　性		
身体活動レベル*1	I	II	III	I	II	III
0 〜 5 （月）	－	550	－	－	500	－
6 〜 8 （月）	－	650	－	－	600	－
9 〜 11 （月）	－	700	－	－	650	－
1 〜 2 （歳）	－	950	－	－	900	－
3 〜 5 （歳）	－	1,300	－	－	1,250	－
6 〜 7 （歳）	1,350	1,550	1,750	1,250	1,450	1,650
8 〜 9 （歳）	1,600	1,850	2,100	1,500	1,700	1,900
10 〜 11 （歳）	1,950	2,250	2,500	1,850	2,100	2,350
12 〜 14 （歳）	2,300	2,600	2,900	2,150	2,400	2,700
15 〜 17 （歳）	2,500	2,800	3,150	2,050	2,300	2,550
18 〜 29 （歳）	2,300	2,650	3,050	1,700	2,000	2,300
30 〜 49 （歳）	2,300	2,700	3,050	1,750	2,050	2,350
50 〜 64 （歳）	2,200	2,600	2,950	1,650	1,950	2,250
65 〜 74 （歳）	2,050	2,400	2,750	1,550	1,850	2,100
75 以上 （歳）*2	1,800	2,100	－	1,400	1,650	－
妊婦（付加量）*3　初期				+50	+50	+50
中期				+250	+250	+250
後期				+450	+450	+450
授乳婦（付加量）				+350	+350	+350

*1　身体活動レベルは，低い，ふつう，高いの3つのレベルとして，それぞれI，II，IIIで示した．
*2　レベルIIは自立している者，レベルIは自宅にいてほとんど外出しない者に相当する．レベルIは高齢者施設で自立に近い状態
　　で過ごしている者にも適用できる値である．
*3　妊婦個々の体格や妊娠中の体重増加量，胎児の発育状況の評価を行うことが必要である．
注1：活用に当たっては，食事摂取状況のアセスメント，体重およびBMIの把握を行い，エネルギーの過不足は，体重の変化または
　　BMIを用いて評価すること．
注2：身体活動レベルIの場合，少ないエネルギー消費量に見合った少ないエネルギー摂取量を維持することになるため，健康の保持・
　　増進の観点からは，身体活動量を増加させる必要がある．

身体活動レベル別にみた活動内容と活動時間の代表例

	低い（I）	ふつう（II）	高い（III）
身体活動レベル*1	1.50 （1.40 〜 1.60）	1.75 （1.60 〜 1.90）	2.00 （1.90 〜 2.20）
日常生活の内容*2	生活の大部分が座位で，静的な活動が中心の場合	座位中心の仕事だが，職場内での移動や立位での作業・接客等，通勤・買い物での歩行，家事，軽いスポーツ，のいずれかを含む場合	移動や立位の多い仕事への従事者，あるいは，スポーツ等余暇における活発な運動習慣を持っている場合
中程度の強度（3.0 〜 5.9メッツ）の身体活動の1日当たりの合計時間（時間/日）*3	1.65	2.06	2.53
仕事での1日当たりの合計歩行時間（時間/日）*3	0.25	0.54	1.00

*1　代表値．（　）内はおよその範囲．
*2　Black, et al., Ishikawa-Takata et al. を参考に，身体活動レベル（PAL）に及ぼす仕事時間中の労作の影響が大きいことを考慮して作成．
*3　Ishikawa-Takata et al. による．

年齢階級別にみた身体活動レベルの群分け（男女共通）

身体活動レベル	レベルⅠ（低い）	レベルⅡ（ふつう）	レベルⅢ（高い）
1～ 2（歳）	−	1.35	−
3～ 5（歳）	−	1.45	−
6～ 7（歳）	1.35	1.55	1.75
8～ 9（歳）	1.40	1.60	1.80
10～11（歳）	1.45	1.65	1.85
12～14（歳）	1.50	1.70	1.90
15～17（歳）	1.55	1.75	1.95
18～64（歳）	1.50	1.75	2.00
65～74（歳）	1.45	1.70	1.95
75以上（歳）	1.40	1.65	−

エネルギー産生栄養素バランス

	目標量[*1,*2]（%エネルギー）							
性別	男性				女性			
年齢等	たんぱく質[*3]	脂質[*4]		炭水化物[*5,*6]	たんぱく質[*3]	脂質[*4]		炭水化物[*5,*6]
		脂質	飽和脂肪酸			脂質	飽和脂肪酸	
0～11（月）	−	−	−	−	−	−	−	−
1～ 2（歳）	13～20	20～30	−	50～65	13～20	20～30	−	50～65
3～14（歳）	13～20	20～30	10以下	50～65	13～20	20～30	10以下	50～65
15～17（歳）	13～20	20～30	8以下	50～65	13～20	20～30	8以下	50～65
18～49（歳）	13～20	20～30	7以下	50～65	13～20	20～30	7以下	50～65
50～64（歳）	14～20	20～30	7以下	50～65	14～20	20～30	7以下	50～65
65以上（歳）	15～20	20～30	7以下	50～65	15～20	20～30	7以下	50～65
妊婦　初期					13～20	20～30	7以下	50～65
中期					13～20			
後期					15～20			
授乳婦					15～20			

*1　必要なエネルギー量を確保した上でのバランスとすること.
*2　範囲に関しては，おおむねの値を示したものであり，弾力的に運用すること.
*3　65歳以上の高齢者について，フレイル予防を目的とした量を定めることは難しいが，身長・体重が参照体位に比べて小さい者や，特に75歳以上であって加齢に伴い身体活動量が大きく低下した者など，必要エネルギー摂取量が低い者では，下限が推奨量を下回る場合があり得る. この場合でも，下限は推奨量以上とすることが望ましい.
*4　脂質については，その構成成分である飽和脂肪酸など，質への配慮を十分に行う必要がある.
*5　アルコールを含む. ただし，アルコールの摂取を勧めるものではない.
*6　食物繊維の目標量を十分に注意すること.

たんぱく質の食事摂取基準

性　別	男　性				女　性			
年齢等	推定平均 必要量	推奨量	目安量	目標量[*1]	推定平均 必要量	推奨量	目安量	目標量[*1]
	(g/日)			(%エネルギー)	(g/日)			(%エネルギー)
0〜 5 （月）	−	−	10	−	−	−	10	−
6〜 8 （月）	−	−	15	−	−	−	15	−
9〜11 （月）	−	−	25	−	−	−	25	−
1〜 2 （歳）	15	20	−	13〜20	15	20	−	13〜20
3〜 5 （歳）	20	25	−	13〜20	20	25	−	13〜20
6〜 7 （歳）	25	30	−	13〜20	25	30	−	13〜20
8〜 9 （歳）	30	40	−	13〜20	30	40	−	13〜20
10〜11 （歳）	40	45	−	13〜20	40	50	−	13〜20
12〜14 （歳）	50	60	−	13〜20	45	55	−	13〜20
15〜17 （歳）	50	65	−	13〜20	45	55	−	13〜20
18〜49 （歳）	50	65	−	13〜20	40	50	−	13〜20
50〜64 （歳）	50	65	−	14〜20	40	50	−	14〜20
65 以上 （歳）[*2]	50	60	−	15〜20	40	50	−	15〜20
妊　婦（付加量）								
初期					+0	+0	−	−[*3]
中期					+5	+10	−	−[*3]
後期					+20	+25	−	−[*4]
授乳婦（付加量）					+15	+20	−	−[*4]

*1 　範囲に関しては，おおむねの値を示したものであり，弾力的に運用すること．
*2 　65 歳以上の高齢者について，フレイル予防を目的とした量を定めることは難しいが，身長・体重が参照体位に比べて小さい者や，
　　特に 75 歳以上であって加齢に伴い身体活動量が大きく低下した者など，必要エネルギー摂取量が低い者では，下限が推奨量を
　　下回る場合があり得る．この場合でも，下限は推奨量以上とすることが望ましい．
*3 　妊婦（初期・中期）の目標量は，13〜20％エネルギーとした．
*4 　妊婦（後期）および授乳婦の目標量は，15〜20％エネルギーとした．

脂質の食事摂取基準

	脂質 （%エネルギー）			
性　別	男　性		女　性	
年齢等	目安量	目標量[*1]	目安量	目標量[*1]
0〜 5 （月）	50	−	50	−
6〜11 （月）	40	−	40	−
1以上 （歳）	−	20〜30	−	20〜30
妊　婦			−	20〜30
授乳婦			−	20〜30

*1 　範囲に関しては，おおむねの値を示したものである．

性　別	飽和脂肪酸（%エネルギー）	
	男　性	女　性
年齢等	目標量	目標量
0〜2（歳）	－	－
3〜14（歳）	10以下	10以下
15〜17（歳）	8以下	8以下
18以上（歳）	7以下	7以下
妊婦・授乳婦		7以下

＊1　飽和脂肪酸と同じく，脂質異常症および循環器疾患に関与する栄養素としてコレステロールがある．コレステロールに目標量は設定しないが，これは許容される摂取量に上限が存在しないことを保証するものではない．また，脂質異常症の重症化予防の目的からは，200mg/日未満に留めることが望ましい．

＊2　飽和脂肪酸と同じく，冠動脈疾患に関与する栄養素としてトランス脂肪酸がある．日本人の大多数は，トランス脂肪酸に関する世界保健機関（WHO）の目標（1%エネルギー未満）を下回っており，トランス脂肪酸の摂取による健康への影響は，飽和脂肪酸の摂取によるものと比べて小さいと考えられる．ただし，脂質に偏った食事をしている者では，留意する必要がある．トランス脂肪酸は人体にとって不可欠な栄養素ではなく，健康の保持・増進を図る上で積極的な摂取は勧められないことから，その摂取量は1%エネルギー未満に留めることが望ましく，1%エネルギー未満でもできるだけ低く留めることが望ましい．

性　別	n−6系脂肪酸（g/日）		n−3系脂肪酸（g/日）	
	男　性	女　性	男　性	女　性
年齢等	目安量	目安量	目安量	目安量
0〜 5（月）	4	4	0.9	0.9
6〜11（月）	4	4	0.8	0.8
1〜 2（歳）	4	4	0.7	0.8
3〜 5（歳）	6	6	1.1	1.0
6〜 9（歳）	8	7	1.5	1.3
10〜11（歳）	10	8	1.6	1.6
12〜14（歳）	11	9	1.9	1.6
15〜17（歳）	13	9	2.1	1.6
18〜29（歳）	11	8	2.0	1.6
30〜49（歳）	10	8	2.0	1.6
50〜64（歳）	10	8	2.2	1.9
65〜74（歳）	9	8	2.2	2.0
75以上（歳）	8	7	2.1	1.8
妊　婦		9		1.6
授乳婦		10		1.8

炭水化物の食事摂取基準

性　別	炭水化物（%エネルギー）		食物繊維（g/日）	
	男　性	女　性	男　性	女　性
年齢等	目標量*1, *2	目標量*1, *2	目標量	目標量
0 〜 11（月）	—	—	—	—
1 〜 2（歳）	50 〜 65	50 〜 65	—	—
3 〜 5（歳）	50 〜 65	50 〜 65	8 以上	8 以上
6 〜 7（歳）	50 〜 65	50 〜 65	10 以上	10 以上
8 〜 9（歳）	50 〜 65	50 〜 65	11 以上	11 以上
10 〜 11（歳）	50 〜 65	50 〜 65	13 以上	13 以上
12 〜 14（歳）	50 〜 65	50 〜 65	17 以上	17 以上
15 〜 17（歳）	50 〜 65	50 〜 65	19 以上	18 以上
18 〜 64（歳）	50 〜 65	50 〜 65	21 以上	18 以上
65 以上（歳）	50 〜 65	50 〜 65	20 以上	17 以上
妊婦・授乳婦		50 〜 65		18 以上

*1　範囲については，おおむねの値を示したものである．
*2　アルコールを含む．ただし，アルコールの摂取を勧めるものではない．

脂溶性ビタミンの食事摂取基準

性　別	ビタミンA（μgRAE/日）*1							
	男　性				女　性			
年齢等	推定平均必要量*2	推奨量*2	目安量*3	耐容上限量*3	推定平均必要量*2	推奨量*2	目安量*3	耐容上限量*3
0 〜 5（月）	—	—	300	600	—	—	300	600
6 〜 11（月）	—	—	400	600	—	—	400	600
1 〜 2（歳）	300	400	—	600	250	350	—	600
3 〜 5（歳）	350	450	—	700	350	500	—	850
6 〜 7（歳）	300	400	—	950	300	400	—	1,200
8 〜 9（歳）	350	500	—	1,200	350	500	—	1,500
10 〜 11（歳）	450	600	—	1,500	400	600	—	1,900
12 〜 14（歳）	550	800	—	2,100	500	700	—	2,500
15 〜 17（歳）	650	900	—	2,500	500	650	—	2,800
18 〜 29（歳）	600	850	—	2,700	450	650	—	2,700
30 〜 64（歳）	650	900	—	2,700	500	700	—	2,700
65 〜 74（歳）	600	850	—	2,700	500	700	—	2,700
75 以上（歳）	550	800	—	2,700	450	650	—	2,700
妊　婦（付加量）					+0	+0		
初期・中期					+0	+0	—	—
後期					+60	+80	—	—
授乳婦（付加量）					+300	+450	—	—

*1　レチノール活性当量（μgRAE）＝レチノール（μg）＋β-カロテン（μg）×1/12＋α-カロテン（μg）×1/24
　　　　　　　　　　　　　　　　＋β-クリプトキサンチン（μg）×1/24＋その他のプロビタミンAカロテノイド（μg）×1/24
*2　プロビタミンAカロテノイドを含む．
*3　プロビタミンAカロテノイドを含まない．

	ビタミンD (μg/日)*1				ビタミンE (mg/日)*2				ビタミンK (μg/日)	
性別	男性		女性		男性		女性		男性	女性
年齢等	目安量	耐容上限量	目安量	耐容上限量	目安量	耐容上限量	目安量	耐容上限量	目安量	目安量
0〜 5（月）	5.0	25	5.0	25	3.0	−	3.0	−	4	4
6〜11（月）	5.0	25	5.0	25	4.0	−	4.0	−	7	7
1〜 2（歳）	3.0	20	3.5	20	3.0	150	3.0	150	50	60
3〜 5（歳）	3.5	30	4.0	30	4.0	200	4.0	200	60	70
6〜 7（歳）	4.5	30	5.0	30	5.0	300	5.0	300	80	90
8〜 9（歳）	5.0	40	6.0	40	5.0	350	5.0	350	90	110
10〜11（歳）	6.5	60	8.0	60	5.5	450	5.5	450	110	140
12〜14（歳）	8.0	80	9.5	80	6.5	650	6.0	600	140	170
15〜17（歳）	9.0	90	8.5	90	7.0	750	5.5	650	160	150
18〜29（歳）	8.5	100	8.5	100	6.0	850	5.0	650	150	150
30〜49（歳）	8.5	100	8.5	100	6.0	900	5.5	700	150	150
50〜64（歳）	8.5	100	8.5	100	7.0	850	6.0	700	150	150
65〜74（歳）	8.5	100	8.5	100	7.0	850	6.5	650	150	150
75以上（歳）	8.5	100	8.5	100	6.5	750	6.5	650	150	150
妊　婦			8.5	−			6.5	−		150
授乳婦			8.5	−			7.0	−		150

*1　日照により皮膚でビタミンDが産生されることを踏まえ，フレイル予防を図る者はもとより，全年齢区分を通じて，日常生活において可能な範囲内での適度な日光浴を心掛けるとともに，ビタミンDの摂取については，日照時間を考慮に入れることが重要である．

*2　α−トコフェロールについて算定した．α−トコフェロール以外のビタミンEは含んでいない．

水溶性ビタミンの食事摂取基準

	ビタミンB₁ (mg/日)*1,*2						ビタミンB₂ (mg/日)*2					
性別	男性			女性			男性			女性		
年齢等	推定平均必要量*3	推奨量	目安量	推定平均必要量*3	推奨量	目安量	推定平均必要量*4	推奨量	目安量	推定平均必要量*4	推奨量	目安量
0〜 5（月）	−	−	0.1	−	−	0.1	−	−	0.3	−	−	0.3
6〜11（月）	−	−	0.2	−	−	0.2	−	−	0.4	−	−	0.4
1〜 2（歳）	0.4	0.5	−	0.4	0.5	−	0.5	0.6	−	0.5	0.6	−
3〜 5（歳）	0.6	0.7	−	0.6	0.7	−	0.7	0.8	−	0.6	0.8	−
6〜 7（歳）	0.7	0.8	−	0.7	0.8	−	0.8	0.9	−	0.7	0.9	−
8〜 9（歳）	0.8	1.0	−	0.8	0.9	−	0.9	1.1	−	0.9	1.0	−
10〜11（歳）	1.0	1.2	−	0.9	1.1	−	1.1	1.4	−	1.0	1.3	−
12〜14（歳）	1.2	1.4	−	1.1	1.3	−	1.3	1.6	−	1.2	1.4	−
15〜17（歳）	1.3	1.5	−	1.0	1.2	−	1.4	1.7	−	1.2	1.4	−
18〜49（歳）	1.2	1.4	−	0.9	1.1	−	1.3	1.6	−	1.0	1.2	−
50〜74（歳）	1.1	1.3	−	0.9	1.1	−	1.2	1.5	−	1.0	1.2	−
75以上（歳）	1.0	1.2	−	0.8	0.9	−	1.1	1.3	−	0.9	1.0	−
妊　婦（付加量）				+0.2	+0.2					+0.2	+0.3	
授乳婦（付加量）				+0.2	+0.2					+0.5	+0.6	

*1　チアミン塩化物塩酸塩（分子量＝337.3）の重量として示した．

*2　身体活動レベルⅡの推定エネルギー必要量を用いて算定した．

*3　推定平均必要量は，ビタミンB₁の欠乏症である脚気を予防するに足る最小必要量からではなく，尿中にビタミンB₁の排泄量が増大し始める摂取量（体内飽和量）から算定．

*4　推定平均必要量は，ビタミンB₂の欠乏症である口唇炎，口角炎，舌炎などの皮膚炎を予防するに足る最小量からではなく，尿中にビタミンB₂の排泄量が増大し始める摂取量（体内飽和量）から算定．

ナイアシン (mgNE/日)*1

性別	男性				女性			
年齢等	推定平均必要量	推奨量	目安量	耐容上限量*2	推定平均必要量	推奨量	目安量	耐容上限量*2
0〜 5(月)*3	−	−	2	−	−	−	2	−
6〜11(月)	−	−	3	−	−	−	3	−
1〜 2(歳)	5	6	−	60 (15)	4	5	−	60 (15)
3〜 5(歳)	6	8	−	80 (20)	6	7	−	80 (20)
6〜 7(歳)	7	9	−	100 (30)	7	8	−	100 (30)
8〜 9(歳)	9	11	−	150 (35)	8	10	−	150 (35)
10〜11(歳)	11	13	−	200 (45)	10	10	−	150 (45)
12〜14(歳)	12	15	−	250 (60)	12	14	−	250 (60)
15〜17(歳)	14	17	−	300 (70)	11	13	−	250 (65)
18〜29(歳)	13	15	−	300 (80)	9	11	−	250 (65)
30〜49(歳)	13	15	−	350 (85)	10	12	−	250 (65)
50〜64(歳)	12	14	−	350 (85)	9	11	−	250 (65)
65〜74(歳)	12	14	−	300 (80)	9	11	−	250 (65)
75以上(歳)	11	13	−	300 (75)	9	10	−	250 (60)
妊 婦(付加量)					+0	+0	−	−
授乳婦(付加量)					+3	+3	−	−

NE＝ナイアシン当量＝ナイアシン＋ 1/60 トリプトファン.
＊1 身体活動レベルⅡの推定エネルギー必要量を用いて算定した.
＊2 ニコチンアミドの重量 (mg/日). ( ) 内はニコチン酸の重量 (mg/日).
＊3 単位は mg/日.

ビタミンB6 (mg/日)*1 / ビタミンB12 (µg/日)*3

性別	男性				女性				男性			女性		
年齢等	推定平均必要量	推奨量	目安量	耐容上限量*2	推定平均必要量	推奨量	目安量	耐容上限量*2	推定平均必要量	推奨量	目安量	推定平均必要量	推奨量	目安量
0〜 5(月)	−	−	0.2	−	−	−	0.2	−	−	−	0.4	−	−	0.4
6〜11(月)	−	−	0.3	−	−	−	0.3	−	−	−	0.5	−	−	0.5
1〜 2(歳)	0.4	0.5	−	10	0.4	0.5	−	10	0.8	0.9	−	0.8	0.9	−
3〜 5(歳)	0.5	0.6	−	15	0.5	0.6	−	15	0.9	1.1	−	0.9	1.1	−
6〜 7(歳)	0.7	0.8	−	20	0.6	0.7	−	20	1.1	1.3	−	1.1	1.3	−
8〜 9(歳)	0.8	0.9	−	25	0.8	0.9	−	25	1.3	1.6	−	1.3	1.6	−
10〜11(歳)	1.0	1.1	−	30	1.0	1.1	−	30	1.6	1.9	−	1.6	1.9	−
12〜14(歳)	1.2	1.4	−	40	1.0	1.3	−	40	2.0	2.4	−	2.0	2.4	−
15〜17(歳)	1.2	1.5	−	50	1.0	1.3	−	45	2.0	2.4	−	2.0	2.4	−
18〜29(歳)	1.1	1.4	−	55	1.0	1.1	−	45	2.0	2.4	−	2.0	2.4	−
30〜49(歳)	1.1	1.4	−	60	1.0	1.1	−	45	2.0	2.4	−	2.0	2.4	−
50〜64(歳)	1.1	1.4	−	55	1.0	1.1	−	45	2.0	2.4	−	2.0	2.4	−
65以上(歳)	1.1	1.4	−	50	1.0	1.1	−	40	2.0	2.4	−	2.0	2.4	−
妊 婦(付加量)					+0.2	+0.2	−	−				+0.3	+0.4	−
授乳婦(付加量)					+0.3	+0.3	−	−				+0.7	+0.8	−

＊1 たんぱく質食事摂取基準の推奨量を用いて算定した (妊婦・授乳婦の付加量は除く).
＊2 ピリドキシン (分子量= 169.2) の重量として示した.
＊3 シアノコバラミン (分子量= 1,355.37) の重量として示した.

| | 葉酸 (μg/日)*1 | | | | | | | |
| 性　別 | 男　性 | | | | 女　性 | | | |
年齢等	推定平均必要量	推奨量	目安量	耐容上限量*2	推定平均必要量	推奨量	目安量	耐容上限量*2
0～5（月）	－	－	40	－	－	－	40	－
6～11（月）	－	－	60	－	－	－	60	－
1～2（歳）	80	90	－	200	90	90	－	200
3～5（歳）	90	110	－	300	90	110	－	300
6～7（歳）	110	140	－	400	110	140	－	400
8～9（歳）	130	160	－	500	130	160	－	500
10～11（歳）	160	190	－	700	160	190	－	700
12～14（歳）	200	240	－	900	200	240	－	900
15～17（歳）	220	240	－	900	200	240	－	900
18～29（歳）	200	240	－	900	200	240	－	900
30～64（歳）	200	240	－	1,000	200	240	－	1,000
65以上（歳）	200	240	－	900	200	240	－	900
妊　婦（付加量）*3.*4					＋200	＋240	－	－
授乳婦（付加量）					＋80	＋100	－	－

*1　プテロイルモノグルタミン酸（分子量＝441.40）の重量として示した.
*2　通常の食品以外の食品に含まれる葉酸（狭義の葉酸）に適用する.
*3　妊娠を計画している女性，妊娠の可能性がある女性および妊娠初期の妊婦は，胎児の神経管閉鎖障害のリスク低減のために，通常の食品以外の食品に含まれる葉酸（狭義の葉酸）を400 µg/日摂取することが望まれる.
*4　付加量は，中期および後期にのみ設定した.

| | パントテン酸 (mg/日) | | ビオチン (µg/日) | | ビタミンC (mg/日)*1 | | | | | |
| 性　別 | 男　性 | 女　性 | 男　性 | 女　性 | 男　性 | | | 女　性 | | |
年齢等	目安量	目安量	目安量	目安量	推定平均必要量*2	推奨量	目安量	推定平均必要量*2	推奨量	目安量
0～5（月）	4	4	4	4	－	－	40	－	－	40
6～11（月）	5	5	5	5	－	－	40	－	－	40
1～2（歳）	3	4	20	20	35	40	－	35	40	－
3～5（歳）	4	4	20	20	40	50	－	40	50	－
6～7（歳）	5	5	30	30	50	60	－	50	60	－
8～9（歳）	6	5	30	30	60	70	－	60	70	－
10～11（歳）	6	6	40	40	70	85	－	70	85	－
12～17（歳）	7	6	50	50	85	100	－	85	100	－
18～49（歳）	5	5	50	50	85	100	－	85	100	－
50～64（歳）	6	5	50	50	85	100	－	85	100	－
65以上（歳）	6	5	50	50	80	100	－	80	100	－
妊　婦		5		50				＋10	＋10	－
授乳婦		6		50				＋40	＋45	－

*1　L-アスコルビン酸（分子量＝176.12）の重量で示した.
*2　推定平均必要量は，ビタミンCの欠乏症である壊血病を予防するに足る最小量からではなく，心臓血管系の疾病予防効果及び抗酸化作用の観点から算定.

多量ミネラルの食事摂取基準

| 性　別 | ナトリウム（mg/日，（　）は食塩相当量 [g/日]）* | | | | | |
| | 男　性 | | | 女　性 | | |
年齢等	推定平均 必要量	目安量	目標量	推定平均 必要量	目安量	目標量
0～ 5（月）	－	100（0.3）	－	－	100（0.3）	－
6～11（月）	－	600（1.5）	－	－	600（1.5）	－
1～ 2（歳）	－	－	（3.0 未満）	－	－	（3.0 未満）
3～ 5（歳）	－	－	（3.5 未満）	－	－	（3.5 未満）
6～ 7（歳）	－	－	（4.5 未満）	－	－	（4.5 未満）
8～ 9（歳）	－	－	（5.0 未満）	－	－	（5.0 未満）
10～11（歳）	－	－	（6.0 未満）	－	－	（6.0 未満）
12～14（歳）	－	－	（7.0 未満）	－	－	（6.5 未満）
15～17（歳）	－	－	（7.5 未満）	－	－	（6.5 未満）
18 以上（歳）	600（1.5）	－	（7.5 未満）	600（1.5）	－	（6.5 未満）
妊婦・授乳婦				600（1.5）	－	（6.5 未満）

* 高血圧および慢性腎臓病（CKD）の重症化予防のための食塩相当量の量は，男女とも 6.0 g/ 日未満とした.

| 性　別 | カリウム（mg/日） | | | |
| | 男　性 | | 女　性 | |
年齢等	目安量	目標量	目安量	目標量
0～ 5（月）	400	－	400	－
6～11（月）	700	－	700	－
1～ 2（歳）	900	－	900	－
3～ 5（歳）	1,000	1,400 以上	1,000	1,400 以上
6～ 7（歳）	1,300	1,800 以上	1,200	1,800 以上
8～ 9（歳）	1,500	2,000 以上	1,500	2,000 以上
10～11（歳）	1,800	2,200 以上	1,800	2,000 以上
12～14（歳）	2,300	2,400 以上	1,900	2,400 以上
15～17（歳）	2,700	3,000 以上	2,000	2,600 以上
18 以上（歳）	2,500	3,000 以上	2,000	2,600 以上
妊　婦			2,000	2,600 以上
授乳婦			2,200	2,600 以上

カルシウム（mg/日）

性　別	男　性				女　性			
年齢等	推定平均必要量	推奨量	目安量	耐容上限量	推定平均必要量	推奨量	目安量	耐容上限量
0～5（月）	－	－	200	－	－	－	200	－
6～11（月）	－	－	250	－	－	－	250	－
1～2（歳）	350	450	－	－	350	400	－	－
3～7（歳）	500	600	－	－	450	550	－	－
8～9（歳）	550	650	－	－	600	750	－	－
10～11（歳）	600	700	－	－	600	750	－	－
12～14（歳）	850	1,000	－	－	700	800	－	－
15～17（歳）	650	800	－	－	550	650	－	－
18～29（歳）	650	800	－	2,500	550	650	－	2,500
30～74（歳）	600	750	－	2,500	550	650	－	2,500
75以上（歳）	600	700	－	2,500	500	600	－	2,500
妊　婦（付加量）					+0	+0	－	－
授乳婦（付加量）					+0	+0	－	－

マグネシウム（mg/日）* ／ リン（mg/日）

性　別	マグネシウム 男性			マグネシウム 女性			リン 男性		リン 女性	
年齢等	推定平均必要量	推奨量	目安量	推定平均必要量	推奨量	目安量	目安量	耐容上限量	目安量	耐容上限量
0～5（月）	－	－	20	－	－	20	120	－	120	－
6～11（月）	－	－	60	－	－	60	260	－	260	－
1～2（歳）	60	70	－	60	70	－	500	－	500	－
3～5（歳）	80	100	－	80	100	－	700	－	700	－
6～7（歳）	110	130	－	110	130	－	900	－	800	－
8～9（歳）	140	170	－	140	160	－	1,000	－	1,000	－
10～11（歳）	180	210	－	180	220	－	1,100	－	1,000	－
12～14（歳）	250	290	－	240	290	－	1,200	－	1,000	－
15～17（歳）	300	360	－	260	310	－	1,200	－	900	－
18～29（歳）	280	340	－	230	270	－	1,000	3,000	800	3,000
30～64（歳）	310	370	－	240	290	－	1,000	3,000	800	3,000
65～74（歳）	290	350	－	230	280	－	1,000	3,000	800	3,000
75以上（歳）	270	320	－	220	260	－	1,000	3,000	800	3,000
妊　婦				（付加量）+30	（付加量）+40	－			800	－
授乳婦				（付加量）+0	（付加量）+0	－			800	－

* 通常の食品以外からの摂取量の耐容上限量は，成人の場合350 mg/日，小児では5 mg/kg体重/日とした．それ以外の通常の食品からの摂取の場合，耐容上限量は設定しない．

微量ミネラルの食事摂取基準

性　別	鉄（mg/日）									
	男　性				女　性					
					月経なし		月経あり			
年齢等	推定平均必要量	推奨量	目安量	耐容上限量	推定平均必要量	推奨量	推定平均必要量	推奨量	目安量	耐容上限量
0～ 5 （月）	－	－	0.5	－	－	－	－	－	0.5	－
6～11 （月）	3.5	5.0	－	－	3.5	4.5	－	－	－	－
1～ 2 （歳）	3.0	4.5	－	25	3.0	4.5	－	－	－	20
3～ 5 （歳）	4.0	5.5	－	25	4.0	5.5	－	－	－	25
6～ 7 （歳）	5.0	5.5	－	30	4.5	5.5	－	－	－	30
8～ 9 （歳）	6.0	7.0	－	35	6.0	7.5	－	－	－	35
10～11 （歳）	7.0	8.5	－	35	7.0	8.5	10.0	12.0	－	35
12～14 （歳）	8.0	10.0	－	40	7.0	8.5	10.0	12.0	－	40
15～17 （歳）	8.0	10.0	－	50	5.5	7.0	8.5	10.5	－	40
18～29 （歳）	6.5	7.5	－	50	5.5	6.5	8.5	10.5	－	40
30～49 （歳）	6.5	7.5	－	50	5.5	6.5	9.0	10.5	－	40
50～64 （歳）	6.5	7.5	－	50	5.5	6.5	9.0	11.0	－	40
65～74 （歳）	6.0	7.5	－	50	5.0	6.0	－	－	－	40
75 以上 （歳）	6.0	7.0	－	50	5.0	6.0	－	－	－	40
妊　婦（付加量）　初期					＋2.0	＋2.5	－	－	－	－
中期・後期					＋8.0	＋9.5	－	－	－	－
授乳婦（付加量）					＋2.0	＋2.5	－	－	－	－

性　別	亜鉛（mg/日）							
	男　性				女　性			
年齢等	推定平均必要量	推奨量	目安量	耐容上限量	推定平均必要量	推奨量	目安量	耐容上限量
0～ 5 （月）	－	－	2	－	－	－	2	－
6～11 （月）	－	－	3	－	－	－	3	－
1～ 2 （歳）	3	3	－	－	2	3	－	－
3～ 5 （歳）	3	4	－	－	3	3	－	－
6～ 7 （歳）	4	5	－	－	3	4	－	－
8～ 9 （歳）	5	6	－	－	4	5	－	－
10～11 （歳）	6	7	－	－	5	6	－	－
12～14 （歳）	9	10	－	－	7	8	－	－
15～17 （歳）	10	12	－	－	7	8	－	－
18～29 （歳）	9	11	－	40	7	8	－	35
30～64 （歳）	9	11	－	45	7	8	－	35
65～74 （歳）	9	11	－	40	7	8	－	35
75 以上 （歳）	9	10	－	40	6	8	－	30
妊　婦（付加量）					＋1	＋2	－	－
授乳婦（付加量）					＋3	＋4	－	－

性　別	銅（mg/日）							
	男　性				女　性			
年齢等	推定平均 必要量	推奨量	目安量	耐容 上限量	推定平均 必要量	推奨量	目安量	耐容 上限量
0〜 5（月）	−	−	0.3	−	−	−	0.3	−
6〜11（月）	−	−	0.3	−	−	−	0.3	−
1〜 2（歳）	0.3	0.3	−	−	0.2	0.3	−	−
3〜 5（歳）	0.3	0.4	−	−	0.3	0.3	−	−
6〜 7（歳）	0.4	0.4	−	−	0.4	0.4	−	−
8〜 9（歳）	0.4	0.5	−	−	0.4	0.5	−	−
10〜11（歳）	0.5	0.6	−	−	0.5	0.6	−	−
12〜14（歳）	0.7	0.8	−	−	0.6	0.8	−	−
15〜17（歳）	0.8	0.9	−	−	0.6	0.7	−	−
18〜74（歳）	0.7	0.9	−	7	0.6	0.7	−	7
75 以上（歳）	0.7	0.8	−	7	0.6	0.7	−	7
妊　婦(付加量)					+0.1	+0.1	−	−
授乳婦(付加量)					+0.5	+0.6	−	−

性　別	マンガン（mg/日）			
	男　性		女　性	
年齢等	目安量	耐容上限量	目安量	耐容上限量
0〜 5（月）	0.01	−	0.01	−
6〜11（月）	0.5	−	0.5	−
1〜 5（歳）	1.5	−	1.5	−
6〜 7（歳）	2.0	−	2.0	−
8〜 9（歳）	2.5	−	2.5	−
10〜11（歳）	3.0	−	3.0	−
12〜14（歳）	4.0	−	4.0	−
15〜17（歳）	4.5	−	3.5	−
18 以上（歳）	4.0	11	3.5	11
妊　婦			3.5	−
授乳婦			3.5	−

性 別	ヨウ素 (μg/日)							
	男 性				女 性			
年齢等	推定平均必要量	推奨量	目安量	耐容上限量	推定平均必要量	推奨量	目安量	耐容上限量
0～5 (月)	−	−	100	250	−	−	100	250
6～11 (月)	−	−	130	250	−	−	130	250
1～2 (歳)	35	50	−	300	35	50	−	300
3～5 (歳)	45	60	−	400	45	60	−	400
6～7 (歳)	55	75	−	550	55	75	−	550
8～9 (歳)	65	90	−	700	65	90	−	700
10～11 (歳)	80	110	−	900	80	110	−	900
12～14 (歳)	95	140	−	2,000	95	140	−	2,000
15～17 (歳)	100	140	−	3,000	100	140	−	3,000
18 以上 (歳)	95	130	−	3,000	95	130	−	3,000
妊　婦 (付加量)					+75	+110	−	−*
授乳婦 (付加量)					+100	+140	−	−*

* 妊婦および授乳婦の耐容上限量は 2,000 μg/日とした.

性 別	セレン (μg/日)							
	男 性				女 性			
年齢等	推定平均必要量	推奨量	目安量	耐容上限量	推定平均必要量	推奨量	目安量	耐容上限量
0～11 (月)	−	−	15	−	−	−	15	−
1～2 (歳)	10	10	−	100	10	10	−	100
3～5 (歳)	10	15	−	100	10	10	−	100
6～7 (歳)	15	15	−	150	15	15	−	150
8～9 (歳)	15	20	−	200	15	20	−	200
10～11 (歳)	20	25	−	250	20	25	−	250
12～14 (歳)	25	30	−	350	25	30	−	300
15～17 (歳)	30	35	−	400	20	25	−	350
18～74 (歳)	25	30	−	450	20	25	−	350
75 以上 (歳)	25	30	−	400	20	25	−	350
妊　婦 (付加量)					+5	+5	−	−
授乳婦 (付加量)					+15	+20	−	−

	クロム（μg/日）			
性　別	男　性		女　性	
年齢等	目安量	耐容上限量	目安量	耐容上限量
0〜 5 （月）	0.8	−	0.8	−
6〜11 （月）	1.0	−	1.0	−
1〜17 （歳）	−	−	−	−
18 以上（歳）	10	500	10	500
妊　婦			10	−
授乳婦			10	−

	モリブデン（μg/日）							
性　別	男　性				女　性			
年齢等	推定平均必要量	推奨量	目安量	耐容上限量	推定平均必要量	推奨量	目安量	耐容上限量
0〜 5 （月）	−	−	2	−	−	−	2	−
6〜11 （月）	−	−	5	−	−	−	5	−
1〜 2 （歳）	10	10	−	−	10	10	−	−
3〜 5 （歳）	10	10	−	−	10	10	−	−
6〜 7 （歳）	10	15	−	−	10	15	−	−
8〜 9 （歳）	15	20	−	−	15	15	−	−
10〜11 （歳）	15	20	−	−	15	20	−	−
12〜14 （歳）	20	25	−	−	20	25	−	−
15〜17 （歳）	25	30	−	−	20	25	−	−
18〜29 （歳）	20	30	−	600	20	25	−	500
30〜64 （歳）	25	30	−	600	20	25	−	500
65〜74 （歳）	20	30	−	600	20	25	−	500
75 以上（歳）	20	25	−	600	20	25	−	500
妊　婦（付加量）					+0	+0	−	−
授乳婦（付加量）					+3	+3	−	−

参考文献

本書の執筆にあたり、以下の文献などを参考にいたしました。

・現代の生化学（改訂第 2 版）、金原出版、1992
・レーニンジャーの新生化学（上下）第 2 版、廣川書店
・鈴木継美、和田攻編：ミネラル・微量元素の栄養学、第一出版、1994
・木村修一、小林修平翻訳監修：最新栄養学（第 8 版）建帛社、2002
・平山宗宏監修：母子健康・栄養ハンドブック、医歯薬出版、2000
・小林正子：思春期の身体発達、思春期学会誌、22（2）、p205 〜 209．2004
・厚生労働省：日本人の食事摂取基準（2015 年版）、第一出版、2014
・杉本恒明、小俣政男、水野美邦（総編集）：内科学（第八版）、朝倉書店、p76-77、
　2003
・杉山みち子：健康意識の現状と問題点—新・健康管理概論：田中平三編— p37. 医歯
　薬出版
・高橋史江：栄養状態の判定、栄養学総論（中坊幸弘、木戸康博編）、p14、講談社
・渡邊早苗他：保健・医療・福祉のための栄養学、成人期の栄養管理、p131、医歯薬
　出版
・佐々木温子、大野誠：肥満、特集 更年期障害とスポーツ、臨床スポーツ医学（13）、
　1353-1358、1996
・麻生武志：更年期、老年期女性のヘルスケアと今後の課題、新女性医学体系 21、更
　年期・老年期医学、p10、中山書店、2001
・厚生労働省：国民健康・栄養調査報告書／結果の概要、平成 15 年〜平成 25 年
・健康・栄養情報研究会：国民栄養の現状—平成 11 年国民栄養調査結果、第一出版、
　2001
・厚生省：生活習慣病の動向、生活習慣病のしおり、1997
・江澤郁子、吉池信男、田中平三ほか：健康日本 21 —その意義と栄養指導への活かし
　方—、日本臨床（96）、799-838、2000
・小野一郎、尾林聡、麻生武志（武谷雄二 総編集）：女性のライフステージにおける更
　年期・老年期の特性、新女性医学大系 21、更年期・老年期医学、中山書店、p9、
　2001
・大久保智治、本庄英雄、岩佐弘一（太田博明 編）：更年期外来のマネージメント、更
　年期外来診療マネージメント、p8、南江堂、2002
・丸尾猛、竹内亮介（武谷雄二 総編集）：泌尿・生殖器系、新女性医学大系 21、更年期・
　老年期医学、中山書店、p124、2001
・藤野敬史（太田博明 編）：各疾患に対する診断と治療、更年期外来診療マネージメン
　ト、p112、南江堂、2002

索引

著者紹介

麻見　直美（1 ～ 10、14 章、Part 4、Q & A 担当）
1991 年　日本女子大学家政学部食物学科卒業（管理栄養士）
1993 年　日本女子大学大学院家政学研究科食物・栄養学専攻修了
1995 年　日本女子大学大学院人間生活学研究科人間発達学専攻修了
現　在　筑波大学体育系 教授
博士（学術）

塚原　典子（11 ～ 13、15 ～ 16 章担当）
1978 年　日本女子大学家政学部食物学科卒業
日本女子大学家政学部食物学科助手、新潟医療福祉大学健康科学部健康栄養学科、同大学院医療福祉学研究科准教授、帝京平成大学健康メディカル学部健康栄養学科教授を経て
現　在　公益財団法人骨粗鬆症財団理事
博士（学術）

NDC 498.55　　255p　　　21cm

好きになるシリーズ

好きになる栄養学　第 3 版
2020 年 2 月 18 日　第 1 刷発行
2022 年 8 月 10 日　第 5 刷発行

著　者　麻見　直美・塚原　典子
発行者　髙橋明男
発行所　株式会社　講談社
〒 112-8001　東京都文京区音羽 2-12-21
販売　（03）5395-4415
業務　（03）5395-3615

KODANSHA

編　集　株式会社　講談社サイエンティフィク
代表　堀越俊一
〒 162-0825　東京都新宿区神楽坂 2-14　ノービィビル
編集　（03）3235-3701

印刷・製本　株式会社ＫＰＳプロダクツ

ISBN 978-4-06-518280-2